Energie und Kraft mit Yoga

Vimla Lalvani

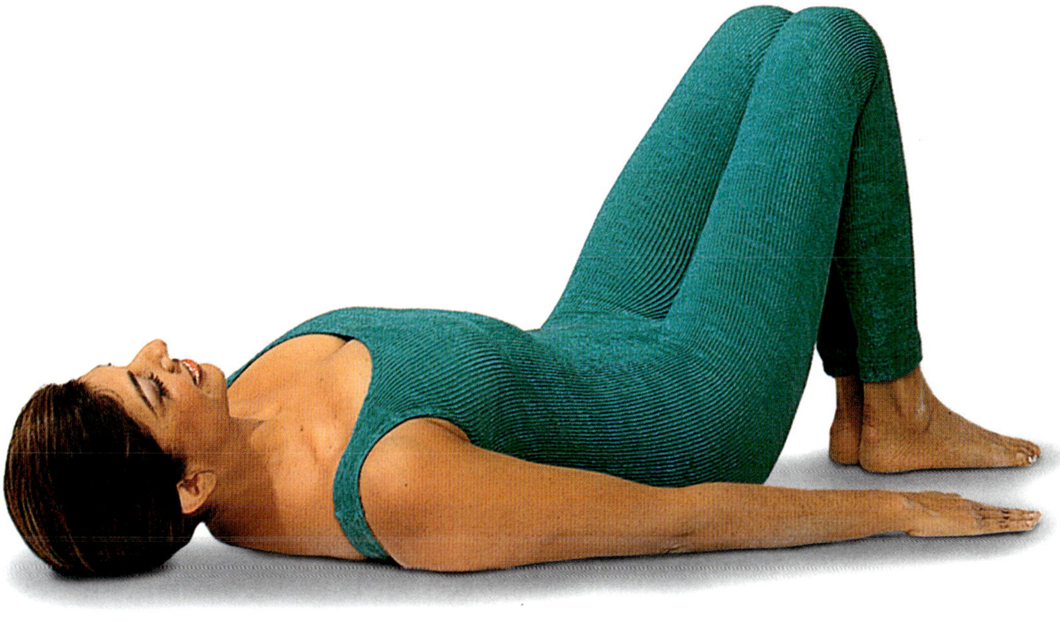

Vimla Lalvani

Energie und Kraft mit Yoga

Das gezielte Übungsprogramm für Entspannung und Wohlbefinden

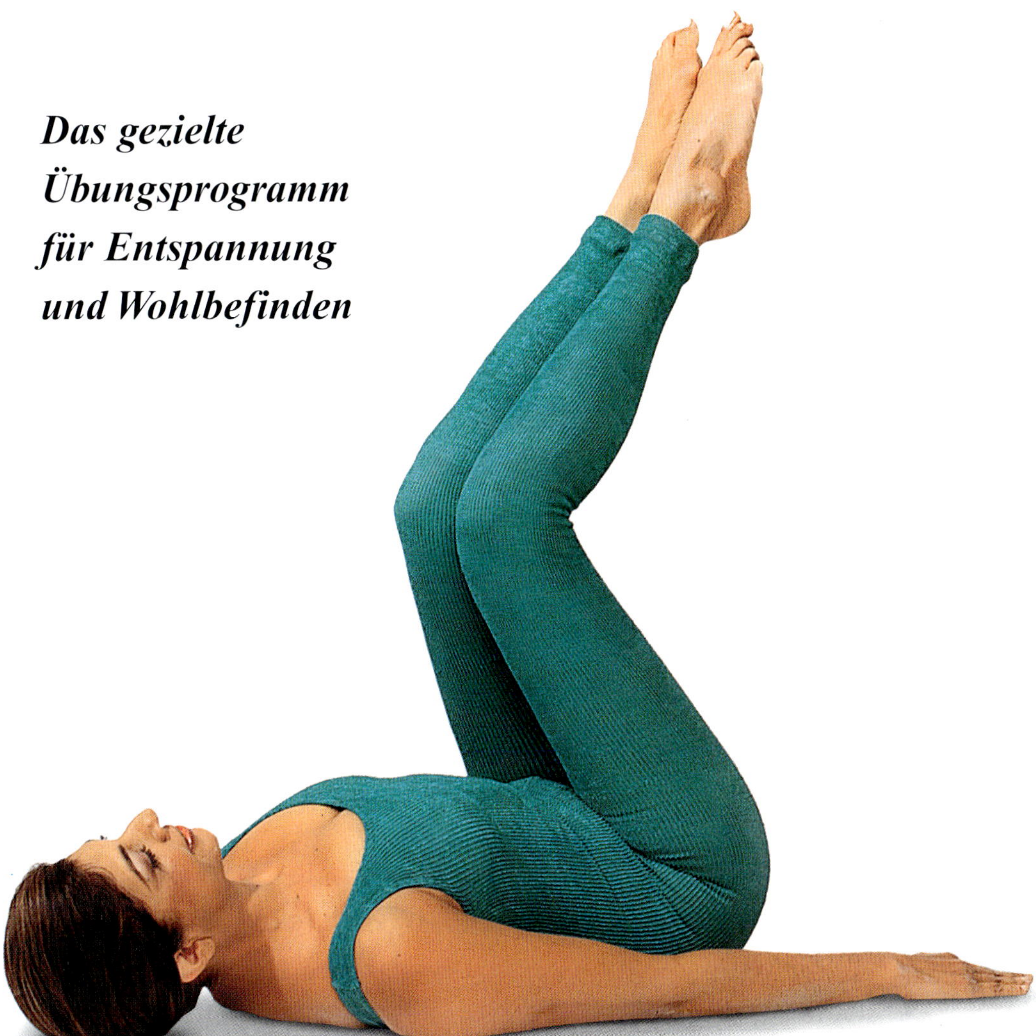

Mosaik

Inhaltsverzeichnis

Heilendes Yoga

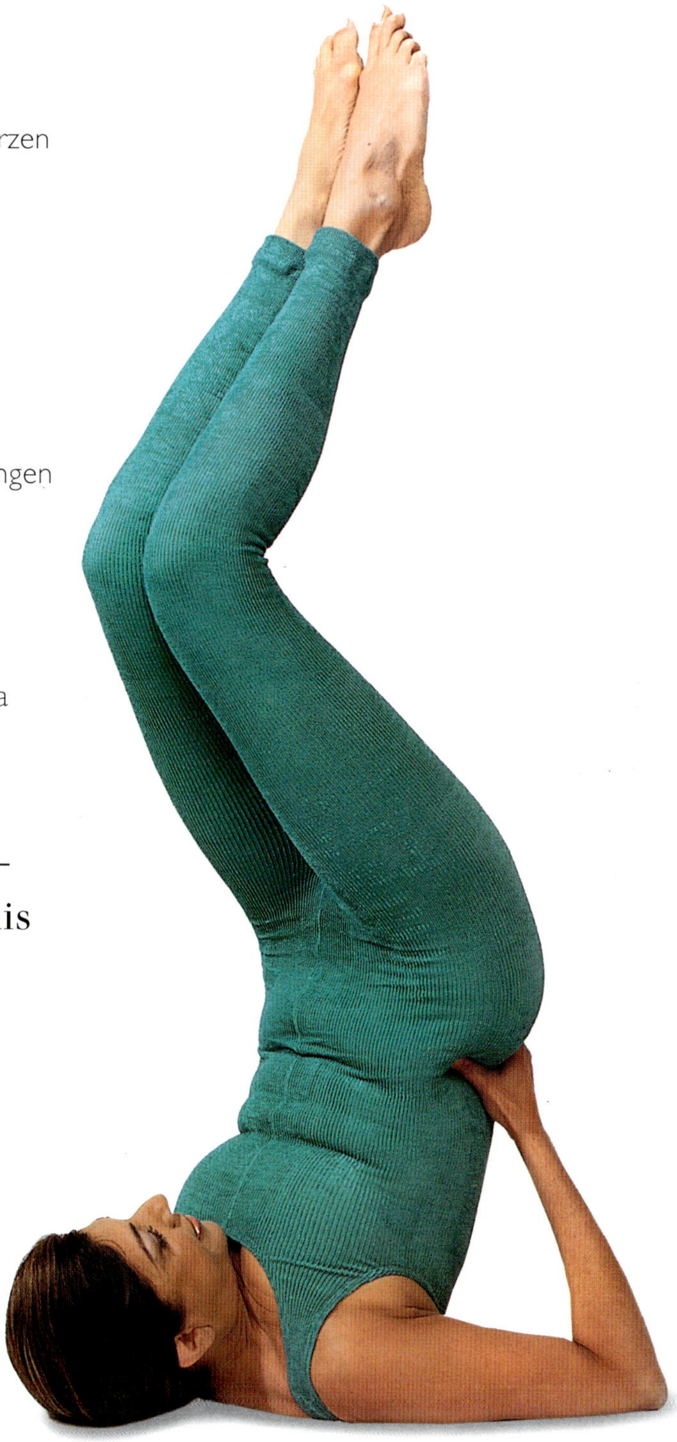

Einleitung

Yoga im modernen Leben

Es ist allgemein bekannt, daß unsere moderne Lebensführung Streß verursachen kann – diesen Streß versucht die Medizin mit Schlaftabletten und anderen Entspannungs-Medikamenten zu kurieren. Yoga jedoch bietet eine natürliche und für jeden mögliche Lösung an, die langfristig hilft, den Herausforderungen des Lebens standzuhalten. Wenn Körper und Geist aus dem Gleichgewicht geraten, bricht das ganze Immunsystem zusammen, und Krankheiten können sich manifestieren. Yoga kann durch das Zusammenspiel von Körper, Geist und Seele vollkommene Harmonie schaffen. Obwohl Yoga meist vorbeugend angewendet wird, kann es auch hilfreich sein in der Behandlung von streßbedingten Symptomen. Auch wenn wir den Alltagsstreß nicht verhindern können, hilft uns Yoga, damit besser umzugehen und Freude am Leben zu gewinnen.

Was bedeutet Streß?

Streß muß nicht unbedingt schlecht sein, denn bis zu einem gewissen Grad wirkt er sogar anregend auf uns. Zuviel Streß ist allerdings ungesund und gefährlich, und oft fällt es schwer, zu erkennen, wann die Grenze erreicht ist. Der Körper reagiert auf Streß durch immer größere Anstrengung, bis er schließlich – meist ohne vorherige Anzeichen – zusammenbricht.

Zuviel Streß führt zu einem Ansteigen der Hormone Adrenalin, Noradrenalin und der Kortikosteroide. Dies wiederum führt zu Spannungen in den Muskeln, zu Übelkeit, schneller Atmung und einem erhöhten Herzschlag. Werden diese Anzeichen ignoriert, beginnt der Dauerstreß, der unter anderem Allergien, Colitis, Panikattacken, Depressionen, Schlaflosigkeit, Migräne, Asthma, Magengeschwüre, Dickdarmentzündung, Hormonstörungen, Bluthochdruck und Herzkrankheiten hervorrufen kann. Aber auch schon vorhandene Krankheiten können verschlimmert werden. Streß ist also keineswegs ein Zustand, der leichtfertig hingenommen werden kann; einige Ärzte betrachten Streß als todbringenden Faktor.

Streß hat sehr unterschiedliche Ursachen; was den einen in höchstem Maß belasten kann, wirkt auf andere als angenehme Anregung.

Es gibt jedoch einige Hauptursachen, die jeden Menschen unter Streß setzen: An erster Stelle steht dabei der Tod einer nahestehenden Person, gefolgt von Scheidung, Umzug und anderen Lebensveränderungen bis hin zu einer neuen Arbeitsstelle. Diese Ereignisse hat es immer schon gegeben, aber heutzutage müssen wir uns zusätzlich mit einem unsicheren Arbeitsmarkt, dem Zusammenbruch familiärer Strukturen, steigendem Verkehrslärm, Verkehrsstaus und überfüllten öffentlichen Verkehrsmitteln auseinandersetzen. Kein Wunder also, daß wir unter Streß leiden, und kein Wunder, daß wir nach Ruhe und Entspannung suchen – beides kann uns Yoga geben.

Wie Yoga wirkt

Yoga ist eine Bewegungslehre, die vor über 2000 Jahren entwickelt wurde. Das Ziel ist die Harmonisierung des gesamten Körpersystems durch Atemtechniken, sanfte Körperübungen und die Kontrolle des Geistes. Durch die Kombination dieser Übungen entsteht eine innere Ruhe, die sich tief in Körper und Geist ausbreitet. Das Gefühl des Friedens und der Harmonie, das dabei entsteht, wirkt sich auf die Denkweise und auf Reaktionen in bestimmten Situationen aus. Wenn Sie entspannt sind und Ihre Gedanken und Gefühle kontrollieren können, werden Sie auch die schwierigsten Probleme lösen können. Die meisten Menschen geraten leicht in Panik, wenn sie auf Schwierigkeiten stoßen, wodurch sich die Streßbelastung noch erhöht. Allein die Zwerchfellatmung wirkt schon als natürliches Beruhigungsmittel, das das Nervensystem entspannt.

Die sanften Körperübungen und die tiefen Dehnungen im Yoga verbessern den Kreislauf und lösen die Verspannungen in den Muskeln. Das Drehen und Wenden des Körpers baut die Giftstoffe ab, die in Streßsituationen entstehen; die tiefe Atmung entspannt das Nervensystem und erhöht zugleich den Sauerstoffgehalt des Blutes und die Blutzufuhr zu den inneren Organen. Die Reinigung des Blutstroms verjüngt jede einzelne Körperzelle, was wiederum den Energiehaushalt ankurbelt.

Ein anderer Aspekt des Yoga sind die Techniken der Visualisierung und der Meditation, die helfen, den Geist zu konzentrieren. Die Meditation verbindet Sie mit

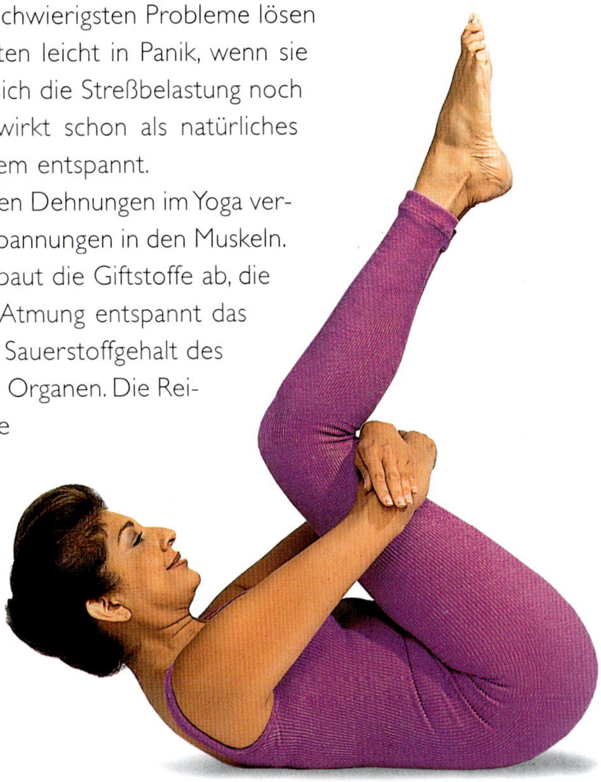

Ihrem höheren Selbst und läßt die innere Wahrheit bewußt werden. Jeder Mensch hat zu Beginn seines Lebens sehr große intuitive Fähigkeiten, verliert diese natürliche Begabung allerdings wieder durch äußere Zerstreuungen und tägliche Verpflichtungen. Die Meditation hilft, das Vertrauen zu sich selbst und dem höheren Geist wiederherzustellen und lehrt, sich auf sich selbst zu verlassen, um die richtigen Lösungen für die eigenen Probleme zu finden. Obwohl es fünf verschiedene Yogalehren gibt, konzentrieren sich doch alle auf die Möglichkeit, durch die Vereinigung von Körper und Geist die spirituelle Erleuchtung zu erlangen. Die Meditation ist eine fortgeschrittene Übung, die Ihnen hilft, dieses Ziel zu erreichen. Durch stetes Üben werden Sie den spirituellen Weg finden, der zu mehr Wissen und zum Verständnis des Universums und seiner Gesetze führt.

Die Bedeutung des Yoga heute

Yoga wird immer populärer, denn die Menschen wollen den Streß unserer modernen Lebensweise nicht nur mit Medikamenten bekämpfen, sondern verlangen nach gesünderen und längerfristigeren Lösungen. Obwohl das Hatha Yoga mit Asanas arbeitet, den Körperstellungen, die die Muskeln stärken und formen, ist Yoga nicht nur Gymnastik, sondern eine Lehre, die Hingabe erfordert, wenn man Erfolg haben will – nicht nur der Körper wird geformt, sondern auch der Geist wird stark und klar. Die Übungen können das ganze Leben hindurch praktiziert werden, und jeder profitiert davon: der Student im Prüfungsstreß, die Hausfrau, die sich um Kinder und Haushalt kümmert, die berufstätige Mutter auf der Karriereleiter, Angestellte, die sich in Spitzenpositionen behaupten müssen, und Menschen, die sich auf das Älterwerden und die Pensionierung vorbereiten. Yoga ist eine Philosophie und kann deshalb auch unabhängig von religiösen Überzeugungen durchgeführt werden. Die Philosophie des Yoga geht davon aus, daß alle Herausforderungen des Lebens durch innere Stärke und Charakter gelöst werden können.

Streßverarbeitung durch Yoga

Auf Streß reagieren die Menschen sehr unterschiedlich. Genetische Unterschiede, Umwelteinflüsse, Alter, Familienstand, Geschlecht, familiäre Umstände, Kindheitserfahrungen, Ernährung und Beruf spielen eine Rolle. Jede Veränderung der Lebenssituation kann Streß auslösen, wenn die betreffende Person sich nicht darauf einstellen kann. Erschöpfung ist die Folge und führt schließlich zu streßbedingten Störungen. Genetische Faktoren bestimmen, ob einzelne Organe davon betroffen werden oder ob eine Anfälligkeit für Diabetes, Magengeschwüre oder Herzkrankheiten entsteht.

Die medizinische Philosophie Indiens, bekannt als Ayurveda, geht davon aus, daß das Wohlbefinden nicht nur abhängig ist von der physischen Gesundheit, sondern auch vom geistigen und spirituellen Zustand. Das Besondere der Yogatherapie besteht in ihrer direkten Wirkung auf das Gehirn, vor allem auf das psychische Zentrum, in dem alle psychosomatischen Störungen ihren Anfang nehmen. So kann Yoga streßbedingte Krankheiten heilen.

Die ayurvedische Medizin unterteilt die Menschen in drei Kategorien, abhängig von ihrem Energiemuster und der Körperkonstitution. Vata-Typen haben eine dünne, drahtige Statur, sind gesprächig und neigen zu Unruhe. Sie reagieren empfindlich auf Kälte, Abneigung und Zuneigung und sind eher ängstlich. Pitta-Typen reagieren empfindlich auf Hitze, haben großen Hunger und Durst. Sie sind sehr intelligent und das ganze Leben hindurch sehr aktiv. Menschen mit Kapha-Konstitution haben einen gutgeformten Körper und sind eher langsam in Sprache und Bewegung. Sie haben wenig Hunger und Durst und nehmen Neuerungen nur langsam wahr. Dies sind jedoch nur grobe Kategorien, und die meisten Menschen sind Mischtypen dieser Energien.

Solange sich die Umweltfaktoren auf den einzelnen Menschen harmonisch auswirken, kann die physische, geistige und spirituelle Gesundheit erhalten bleiben. Bei außergewöhnlichen oder exzessiven Wechselwirkungen zwischen äußeren Objekten, Körper, Geist und den Sinnen werden diese drei „Temperamente" oder Energien geschwächt – und Krankheiten können sich im Körper manifestieren. Diese Einflüsse reichen von Wetterveränderungen über die falsche Behandlung des Körpers bis hin zu plötzlichen psychischen Störungen.

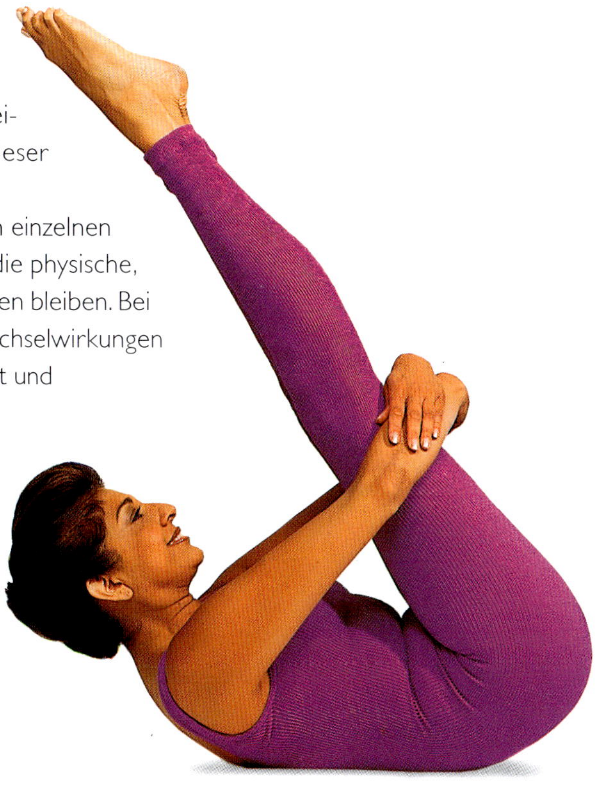

Bei leichten oder kurzfristigen Veränderungen kämpft der Körper dagegen an und versucht sein natürliches Gleichgewicht wiederzufinden, bei großer oder langanhaltender Belastung fällt ihm dies jedoch sehr schwer. In der Yogatherapie wird nicht nach einer bestimmten Ursache oder einer Behandlung für jedes Leiden gesucht, sondern der Körper wird als Ganzes behandelt.

Lebensführung mit Yoga

Mit steigendem Wohlstand der Gesellschaft erhöht sich auch der Erfolgsdruck auf den einzelnen. Dies ist der Grund für einen alarmierenden Anstieg ganz bestimmter Krankheiten in den Industriestaaten und Schwellenländern. Das Yoga kann entscheidend mithelfen, um Harmonie und Gleichgewicht in der Gesellschaft aufrechtzuerhalten; Menschen, die regelmäßig Yoga praktizieren, sind mit sich selbst und der Umwelt stärker im Einklang und führen ein glücklicheres Leben. Wenn sie lernen Körper, Geist und Seele zu verbinden, haben sie einen höheren Bewußtseinsgrad und eine ausgeglichenere Lebenseinstellung erreicht. Menschen, die unter Streß leiden, zeigen dies durch Körperhaltung, Atmung und Gesichtszüge.

Yoga ist gut für alle, die jung bleiben und ihre Lebensqualität verbessern wollen. Dabei geht es nicht um Abstinenz oder um die Absage an alle Annehmlichkeiten des Lebens, sondern um eine Mäßigung in allem, was Sie tun. Sie brauchen Ihre Ernährungsgewohnheiten und Verhaltensmuster nicht zu ändern, solange diese nicht exzessiv sind. Ein Übermaß an Nahrung, Alkohol oder Zigaretten belastet den Körper sehr stark, er muß doppelt soviel leisten, um dies auszugleichen. Der wichtigste Teil der Lebensweise mit Yoga, um die Gesundheit zu erhalten, ist eine ausgeglichene Ernährung in Kombination mit den Yogaübungen. In unserer modernen Welt kann diese alte Philosophie Harmonie und Gleichgewicht bringen und unseren inneren Seelenfrieden erneuern.

Zur Benutzung dieses Buches

Die Übungen in den Kapiteln Energie stimulierende Übungen und die Kunst der Entspannung wurden zu einem 20- bzw. 30minütigen Programm zusammengestellt. Man findet aber auch 5minütige Übungen für schnelle Hilfe zu Hause, bei der Arbeit oder auf der Reise. Die Übungen dienen der Vermeidung oder Linderung von Streß.

Sicherheitsregeln

- Diese Übungen wurden für gesunde Menschen konzipiert. Wie bei allen Fitneßprogrammen sollten Sie einen Arzt konsultieren, falls Sie schwanger sind, einen Unfall hatten oder unter einer Krankheit leiden.
- Wichtig ist, die angegebene Reihenfolge der Übungen einzuhalten und die Übungen gut durchzulesen, bevor Sie damit beginnen.
- Die Bewegungen sollten immer langsam und nicht ruckartig durchgeführt werden, der Körper darf dabei niemals zu etwas gezwungen werden. Hören Sie sofort auf, falls Sie Schmerzen oder Überdehnung spüren.
- Lassen Sie durch die tiefe Atmung Ihren Körper entspannen und mehr Energie in die Muskeln leiten.
- In vielen Stellungen sollen die Knie gestreckt werden; vermeiden Sie dabei eine Überdehnung oder Verletzung.
- Rollen Sie mit der Wirbelsäule nur langsam rückwärts, wenn Sie in die vollkommene Stellung gehen – immer nur Wirbel für Wirbel.
- Um Verletzungen zu vermeiden, sollten die Knie immer in einer Linie mit den Zehen gehalten werden.
- Yogaübungen dürfen nicht mit vollem Magen durchgeführt werden. Nach einer schweren Mahlzeit sollten Sie vier Stunden warten, nach einem kleinen Imbiß etwa eine Stunde.
- Tragen Sie bequeme, locker sitzende Kleidung.
- Machen Sie die Übungen in einem warmen, gut belüfteten Raum.
- Alle Übungen werden barfuß durchgeführt, damit Sie den Boden mit den Zehen greifen können. Der Untergrund sollte eben und rutschfest sein. Für die Bodenübungen ist eine Matte ratsam.

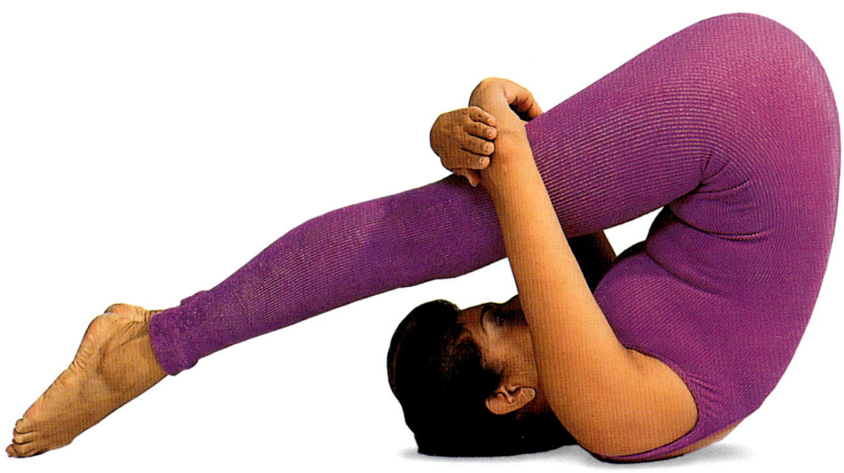

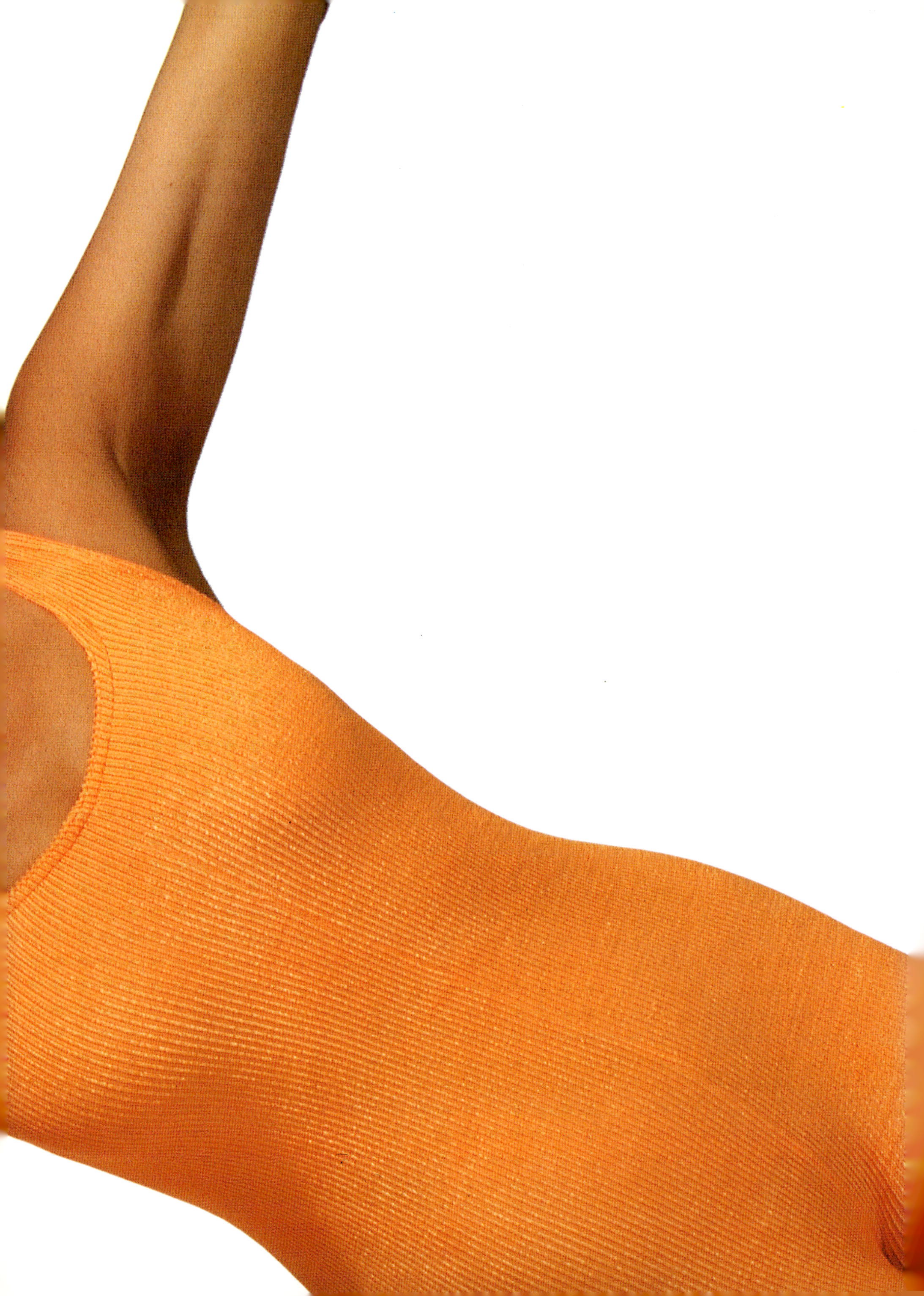

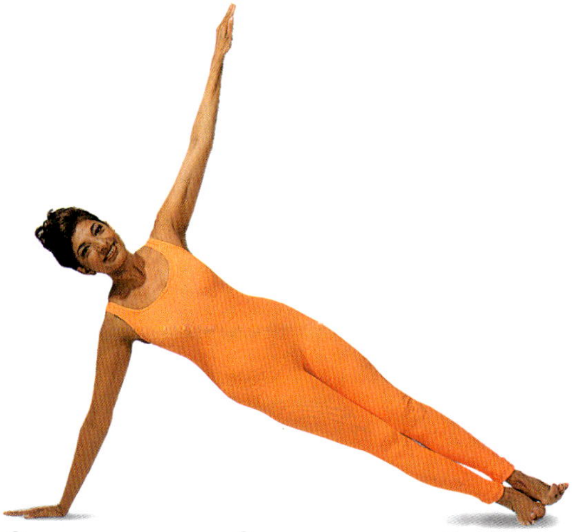

Energie stimulierende Übungen

Gestreßte Menschen klagen oft über Erschöpfung, Depressionen und allgemeines Unwohlsein. Sie führen meist eine sitzende Lebensweise, treiben wenig Sport und haben anscheinend wenig Spaß an dem, was sie tun; der Energiemangel wirkt sich auch auf ihre geistige Gesundheit aus und untergräbt ihre Selbstachtung. Die Yogaübungen stärken den Körper, indem sie Muskelverspannungen lösen und den Blutkreislauf und das Lymphsystem aktivieren. Die tiefe Atmung und die Dehnungen erhöhen den Sauerstoffgehalt des Blutes, wirken verjüngend auf die Körperzellen und erhöhen den Energiehaushalt. Wenn der Streß sich tief in den Muskelgruppen manifestiert, kann jede ruckartige Bewegung Verletzungen verursachen. Durch die sanften Bewegungen beim Yoga wird der Streß langsam gelöst, während Stärke und Ausdauer des Körpers zunehmen. Durch Streß können auch die Bänder und Gelenke steif werden; Vorwärts-, Rückwärts- und Seitwärtsbeugen können die Flexibilität und den Energiefluß im Körper erhöhen. Drehbewegungen lösen Giftstoffe aus den Organen und Umkehrstellungen beruhigen das Nervensystem. In diesem Kapitel habe ich ein sanftes 20minütiges Übungsprogramm für Menschen aller Altersgruppen zusammengestellt. Außerdem stelle ich 5minütige Energieauslöser für zu Hause, für die Arbeit und für Reisen vor.

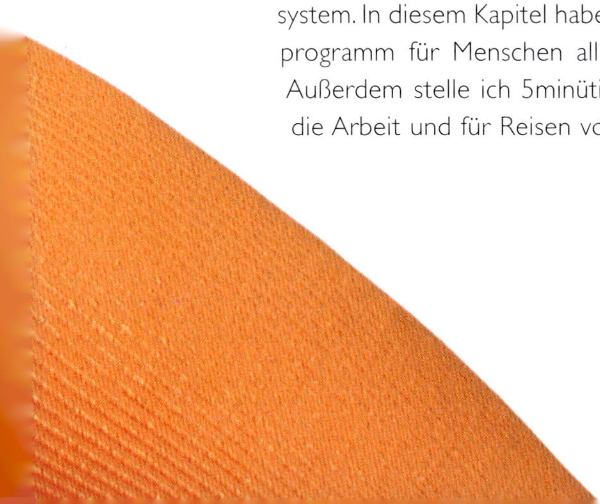

Atmung und Dehnung

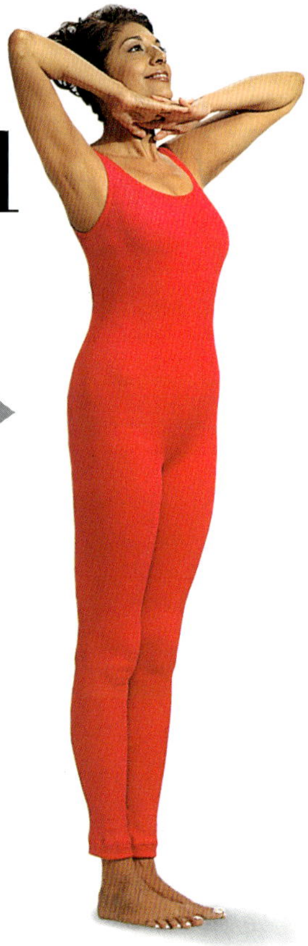

Tiefe Atmung in Kombination mit Dehnübungen erhöht den Energiefluß. Bei Dehnungen nach oben wird der Herzmuskel stimuliert und der Pulsschlag erhöht; die tiefe Atmung verbessert den Blutkreislauf. Diese Übung betont die richtige Körperhaltung. Wenn Sie mit beiden Füßen fest auf dem Boden stehen, spüren Sie, wie die Energie bei der Dehnung vom Fersenknochen durch Knie und Schenkel bis zum Steißbein hochsteigt. Wenn Sie dann die Arme kreisen, steigt die Energie durch Rückgrat und Nacken bis hoch in den Kopf und in die Fingerspitzen.

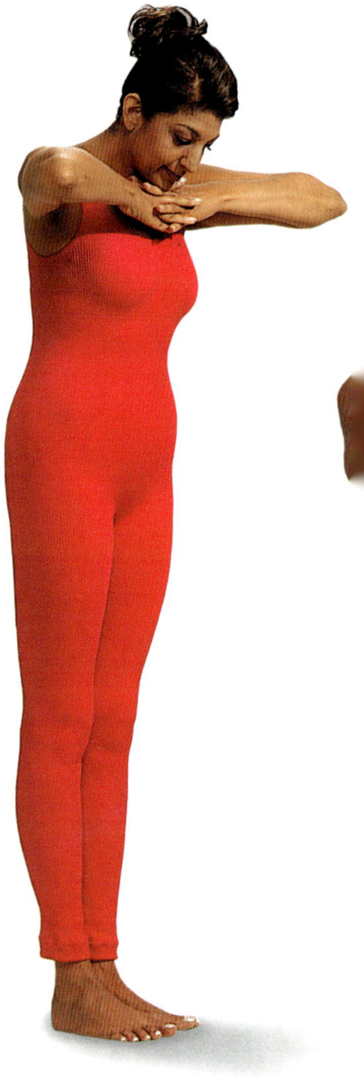

Nehmen Sie die vollkommene Stellung ein, die Wirbelsäule ist gerade, die Füße stehen eng beisammen. Halten Sie den Brustkorb offen, die Schultern nach unten und das Steißbein nach innen gerichtet. ▶Verschränken Sie Ihre Finger unter dem Kinn. Strecken Sie Ihre Ellbogen nach oben und schauen Sie hoch. ▶Atmen Sie tief ein, lassen Sie Ihr Kinn auf die Brust fallen, und strecken Sie langsam die Ellbogen. ▶Weiteratmen und die Arme nach vorne und weiter nach oben strecken. ▶Die Hände dabei anschauen. ▶Versuchen Sie nun die Arme mit gestreckten Ellbogen bis hinter die Ohren zu bringen. Atmen Sie tief ein und aus, während Sie die Stellung halten. Heben Sie die Schenkelmuskulatur an, und spannen Sie Bauch und Gesäßmuskeln. Gestreckt bleiben, 10 Sekunden halten, und die Übung wiederholen.

Vollkommene Stellung auf Seite 32

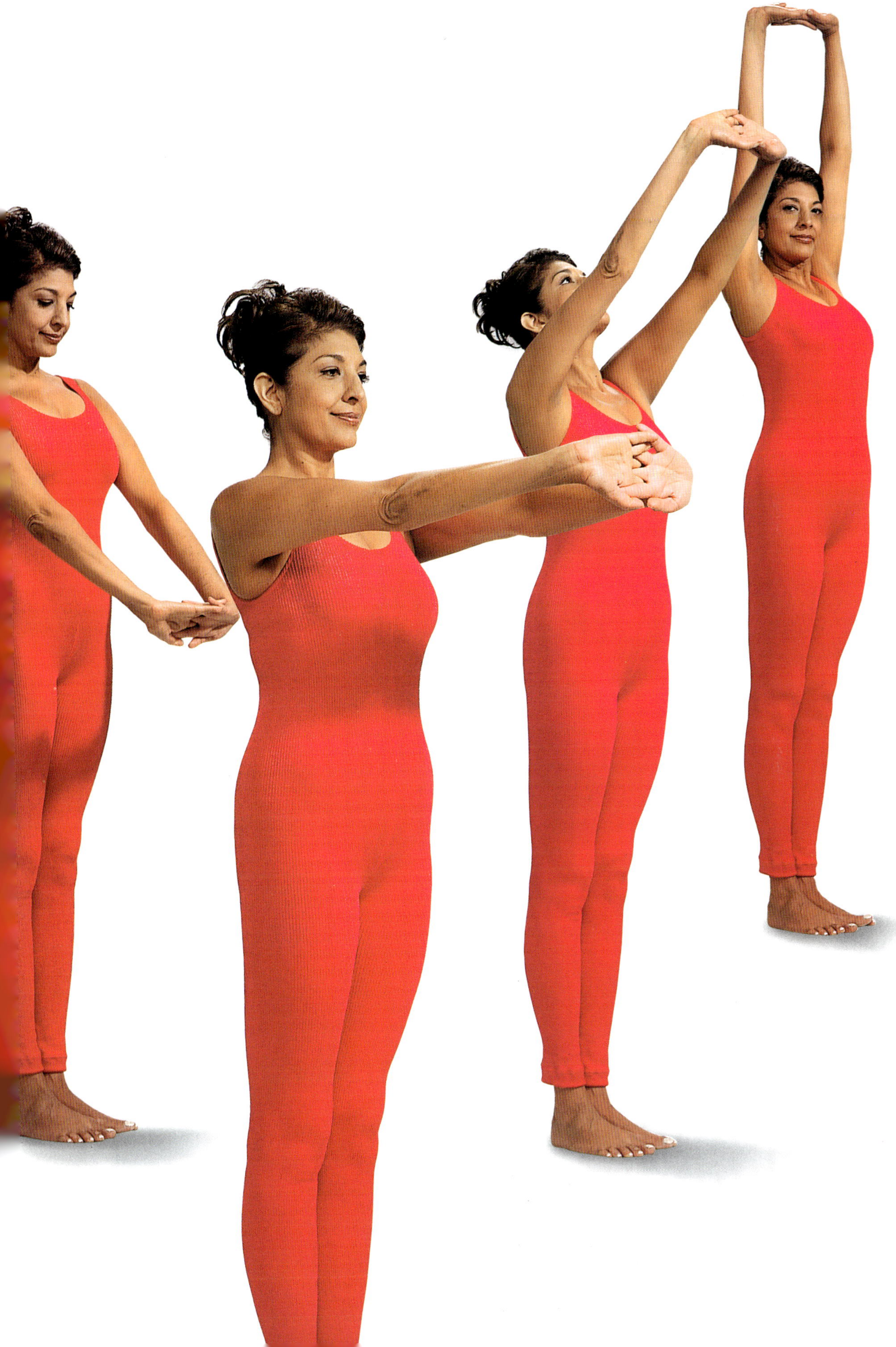

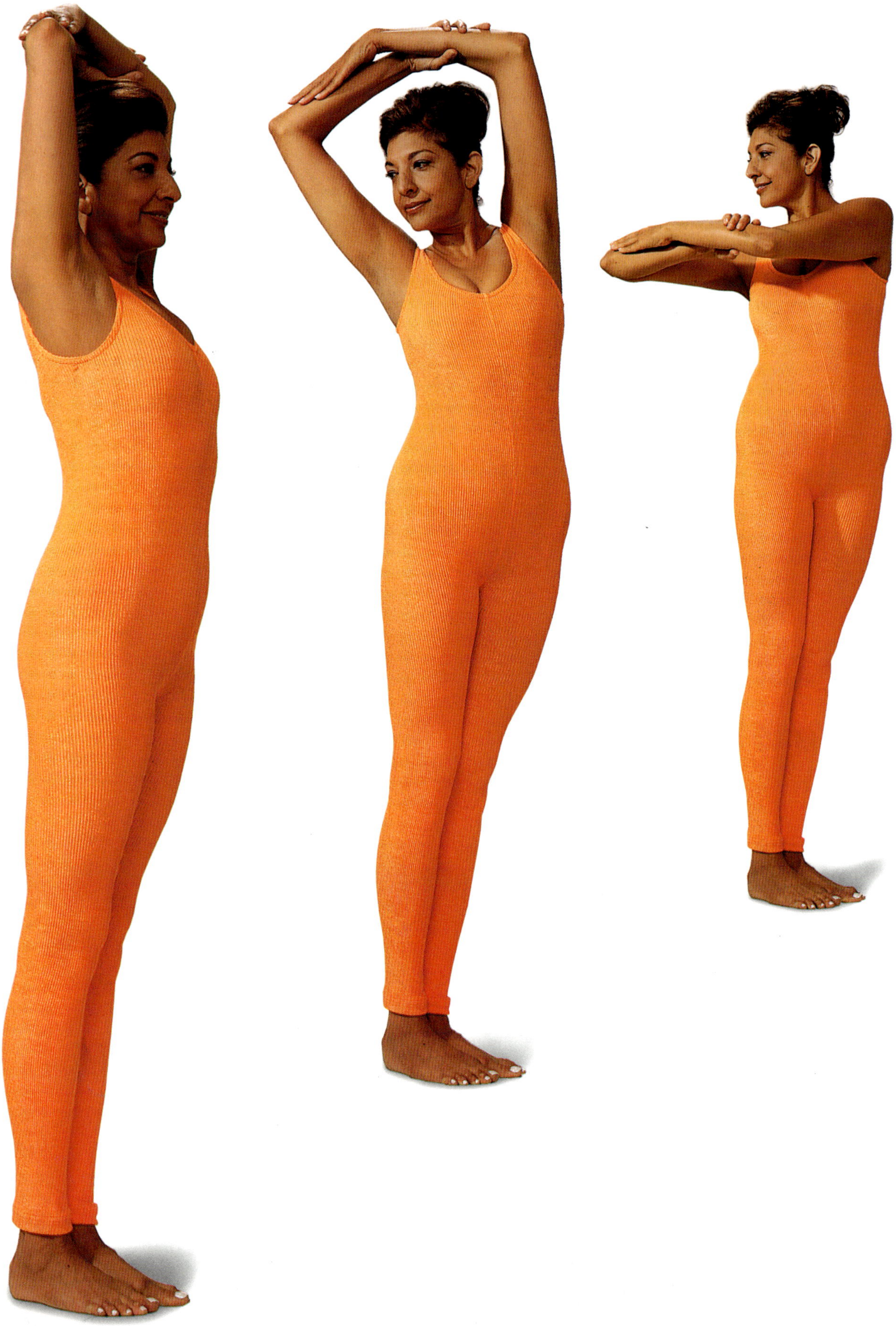

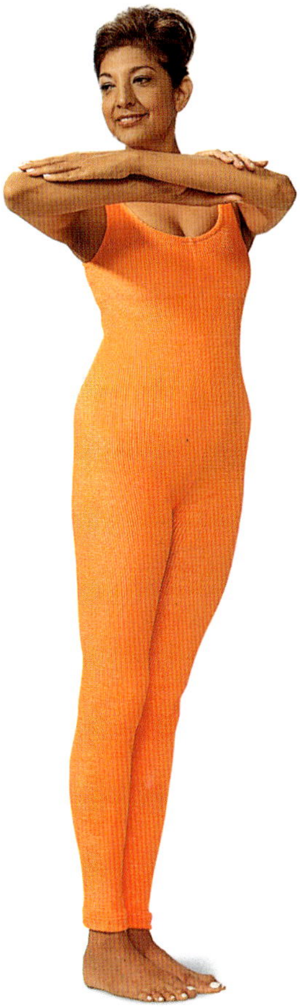

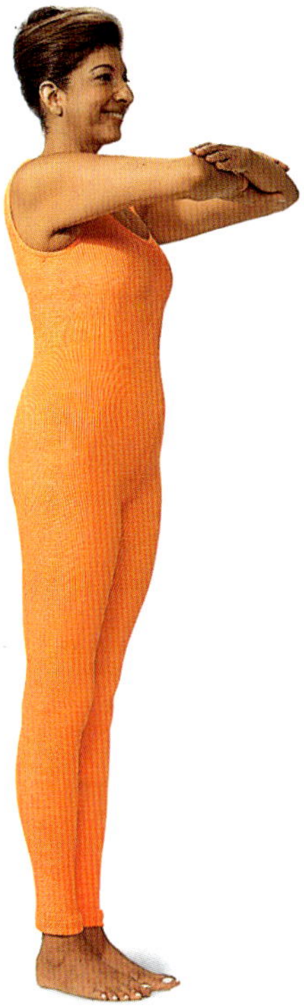

Vollkommene Stellung
auf Seite 32

Seitliche Drehung

Drehungen erhöhen die Beweglichkeit der Wirbelsäule und lösen alle Giftstoffe, die sich in den inneren Organen angesammelt haben. Durch Streß verursachte Spannungen im Rücken werden durch die Drehung von einer Seite auf die andere sofort gelöst. Bei dieser Übung bleiben die Zehen immer nach vorne gerichtet, und der Unterkörper zeigt in dieselbe Richtung, so daß sich nur der Oberkörper auf die Seite dreht. Dadurch, daß nur der Oberkörper bewegt wird, erhöht sich die Drehung in der Wirbelsäule und die Verspannungen in Nacken, Rücken und Schultern können gelöst werden. Zu Beginn kann es vorkommen, daß sich auch Ihre Hüften seitwärts bewegen, das sollten Sie allerdings vermeiden. Wenn die Wirbelsäule flexibler wird, können Sie sich weiter drehen.

Nehmen Sie die vollkommene Stellung ein, legen Sie Ihren linken Arm in Schulterhöhe auf den rechten, die Schultern bleiben unten. ▸Atmen Sie ein, und drehen Sie sich dann langsam nach rechts; Hüften und Zehen zeigen nach vorne. ▸Schauen Sie über Ihre rechte Schulter, atmen Sie tief weiter, und versuchen Sie sich noch weiter nach rechts zu drehen. ▸Aus dieser Position heben Sie dann die Arme über den Kopf, während Sie weiter tief ein- und ausatmen. Verweilen Sie so für einige Sekunden. ▸Nehmen Sie dann die Arme herunter, und gehen Sie zurück in die Ausgangsposition. Wechseln Sie die Seite; der rechte Arm ist auf dem linken, und führen Sie die Drehung nach links durch. Wiederholen Sie diese Übung auf beiden Seiten.

Rückwärtsbeuge

Im Yoga wird der Körper nach allen Seiten gedreht, um alle geistigen und physischen Blokkaden zu lösen. Oft setzt sich Angst im Körper fest; die Drehungen und die Vorwärts-, Rückwärts- und Seitwärtsbeugen bauen die Ängstlichkeit ab und verbessern die Gesundheit. Die Rückenwärtsbeuge trainiert den Rücken und läßt kreative Energien frei werden. Der Brustkorb wird offen und die Lungenkapazität erhöht, was eine tiefere Atmung ermöglicht. Eine bewegliche Wirbelsäule verleiht jugendliches Aussehen. Durch die Rückwärtsbeuge werden die Flexibilität und die Spannkraft der unteren Rückenmuskeln erhöht und Rückenschmerzen gelindert. Denken Sie während der Übung bewußt an Ihren Körper, und ziehen Sie die Energie nach innen.

Nehmen Sie die vollkommene Stellung ein. ▸Falten Sie die Hände hinter dem Rücken, die Schultern nach unten gerichtet, die Ellbogen gerade. ▸Schauen Sie nach oben, und drücken Sie die Hüften nach vorne, während Sie langsam den Brustkorb öffnen. Verlagern Sie das Gewicht auf die Fersen, und drücken Sie die Zehen in den Boden, um das Gleichgewicht zu halten. ▸Legen Sie den Kopf nach hinten, Nacken und Schultern sind entspannt. ▸Atmen Sie tief und langsam, und beugen Sie sich weiter nach hinten, so lange wie möglich. Als Gegenposition entspannen Sie sich nach vorne, beugen Sie die Knie, und lassen Sie die Stirn nach unten fallen. Heben Sie dann den Kopf, um den Nacken zu entspannen, und atmen Sie dabei 5 Sekunden lang tief ein und aus.

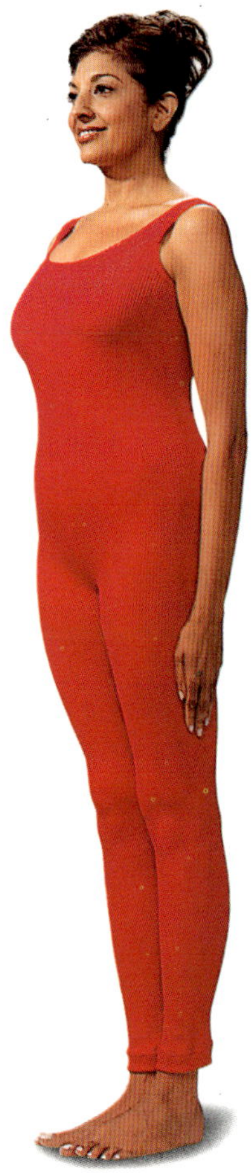

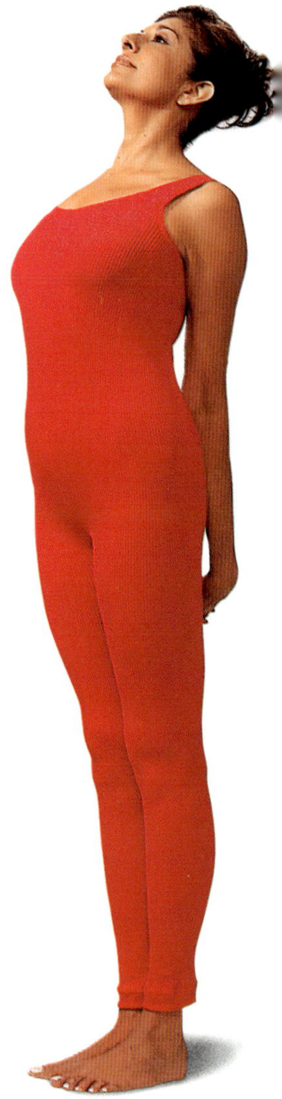

Vollkommene Stellung auf Seite 32

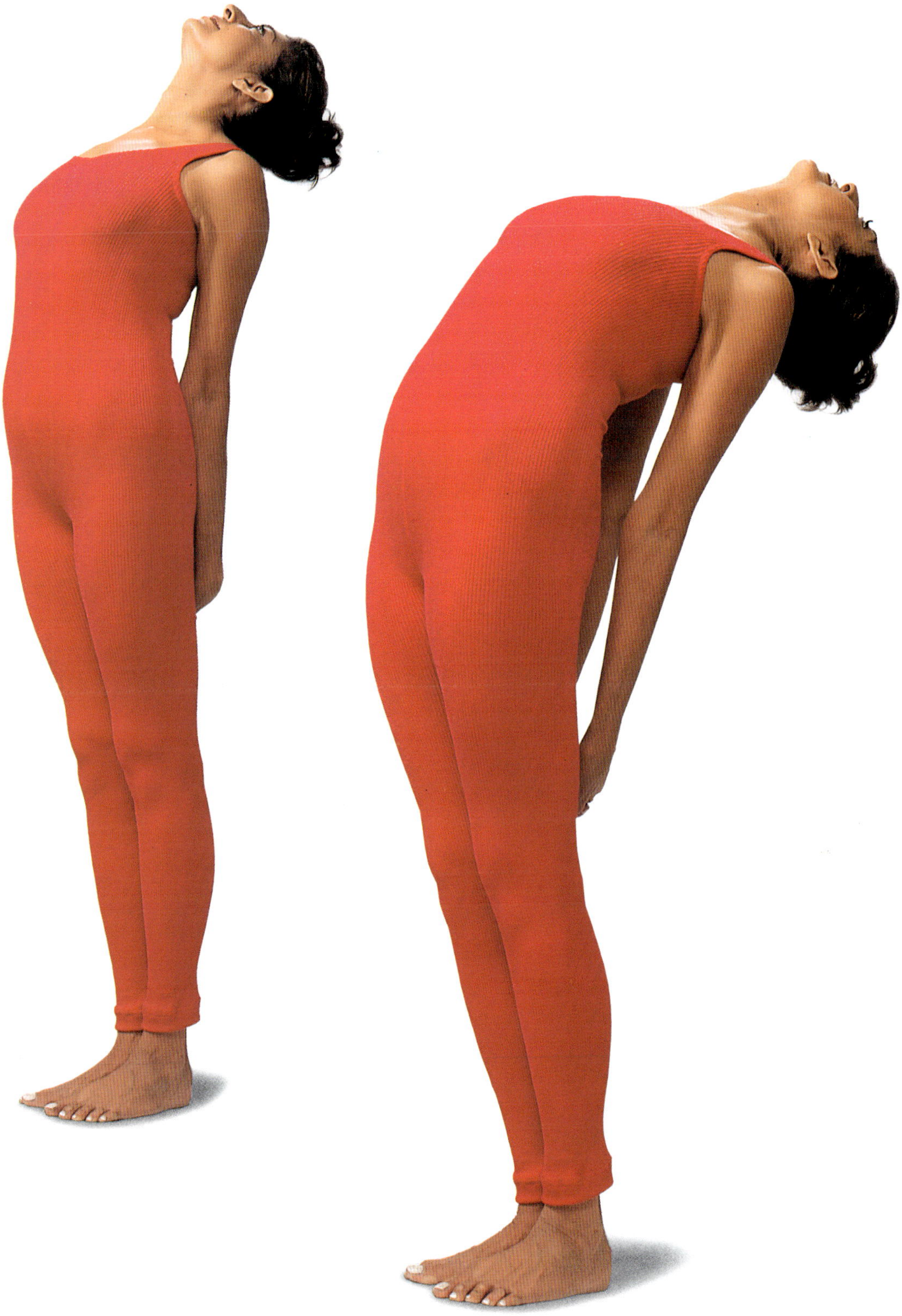

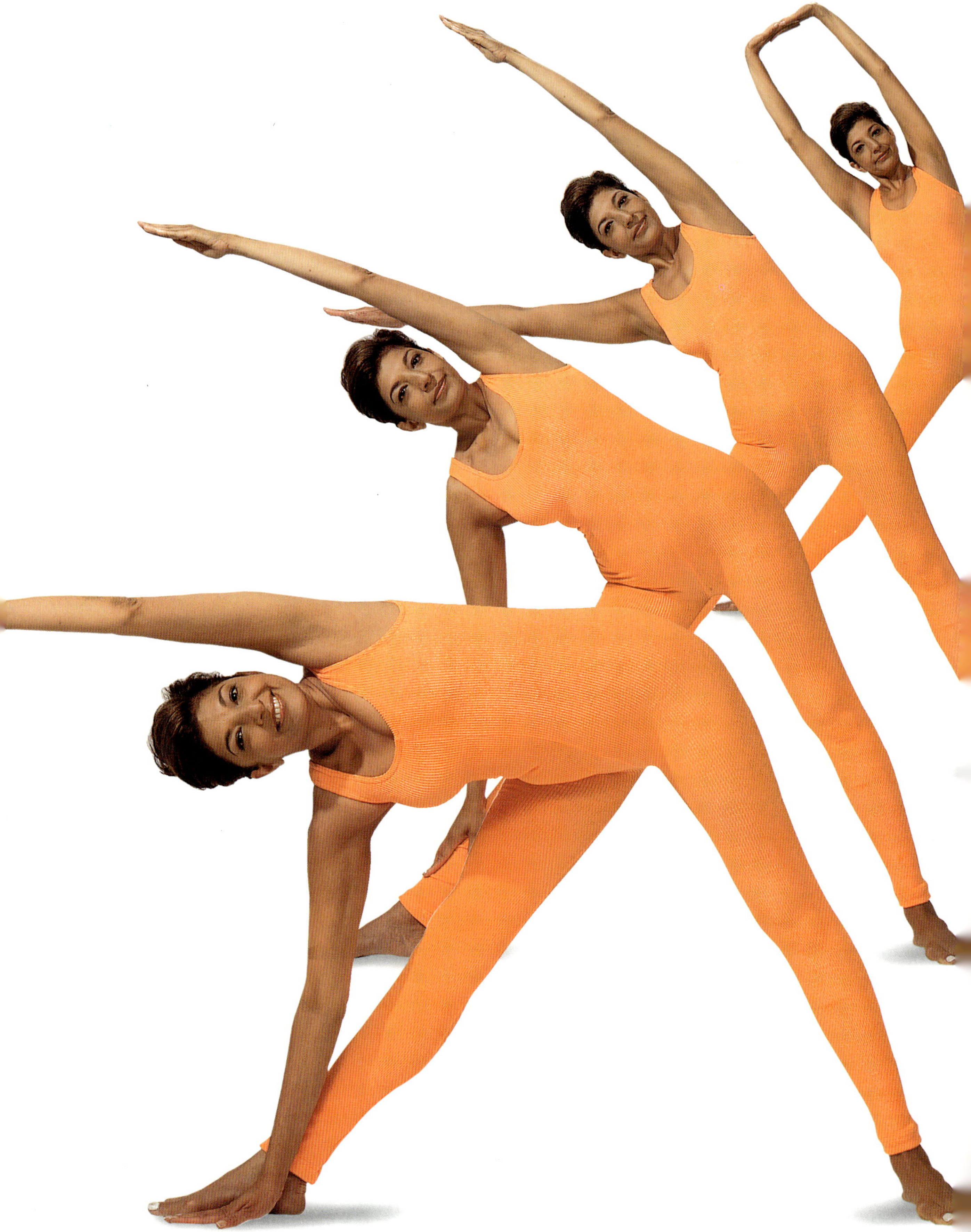

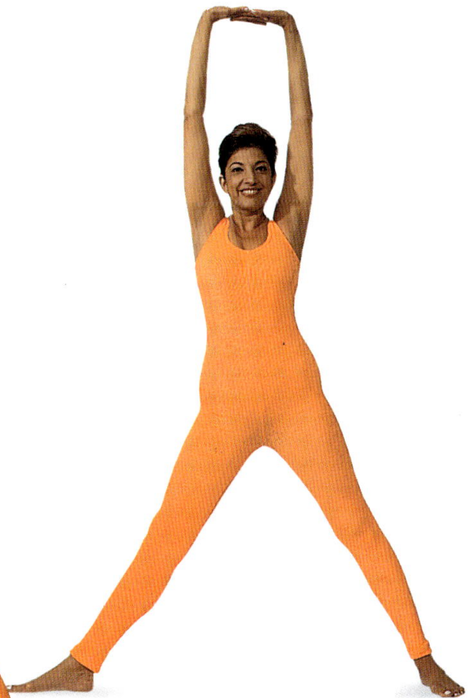

Seitliche Dehnung

Durch die Dehnung der Seiten werden die Bauchmuskeln trainiert und die Taille gestärkt. Die Flexibilität des Körpers wird erhöht, und Spannungen im unteren Rücken lösen sich. Die meisten Menschen dehnen oder beugen sich, wenn überhaupt, nur in einer Gymnastikstunde seitwärts, aber mit zunehmendem Alter ist es wichtig, biegsam und beweglich zu bleiben. Wenn Sie sich seitwärts beugen, halten Sie die Hüften aufrecht, und schauen Sie nach vorne. Die Hüften dürfen sich beim Dehnen nicht drehen, die Füße sollten fest auf dem Boden stehen. Klappen Sie die Taille nicht ein, sondern strecken Sie die ganze Wirbelsäule von den Hüften aus, wenn Sie sich zum Boden hinunterbewegen.

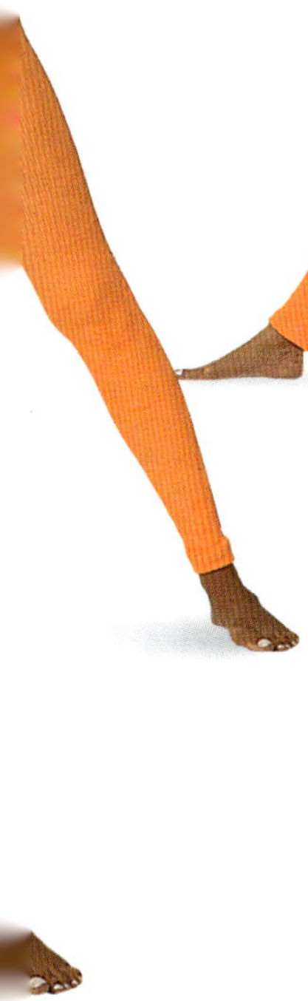

Stellen Sie sich aufrecht hin, die Füße sind 1–1,2 m voneinander entfernt, die Zehen zeigen nach vorne. Verschränken Sie Ihre Hände, und strecken Sie die Arme hoch über den Kopf, die Ellbogen sind gerade. Drehen Sie jetzt Ihren rechten Fuß nach rechts, die Ferse sollte in einer Linie sein mit dem Innenrist des linken Fußes. Atmen Sie gleichmäßig ein und aus. ▸Beginnen Sie mit der Dehnung nach rechts von der Taille aus. ▸Strecken Sie einige Sekunden beide Arme aus, und legen Sie dann Ihre rechte Hand auf Ihr rechtes Bein und bleiben Sie 10 Sekunden in dieser Stellung. ▸Allmählich werden Sie sich so weit dehnen können, daß Sie mit gestrecktem Arm und aufgerichteter Hüfte die Handfläche auf den Boden legen können. Lösen Sie die Dehnung, und wiederholen Sie die Übung auf der anderen Seite.

Vorwärts-dehnung

Die Dehnung nach vorne verlängert die Wirbelsäule und beruhigt das Nervensystem. Sie öffnet die Hüften und trainiert die Beinmuskulatur. Spannen Sie dabei die Muskulatur über den Knien an, um das Gleichgewicht besser halten und die Zehen fest in den Boden drücken zu können. Strecken Sie Ihren Körper immer mit angespannter Bauchmuskulatur von der Basis der Wirbelsäule aus. Durch den erhöhten Sauerstoffgehalt im Körper kann zu Beginn ein leichtes Schwindelgefühl auftreten, was aber durch tiefe Atmung verschwindet. Durch die Bewegung der Ellbogen öffnet sich der Brustkorb, und Spannungen in Nacken, Schultern und dem oberen Rücken werden gelöst. In der Endposition konzentrieren Sie sich auf einen Punkt auf dem Fußboden und halten den Rücken flach.

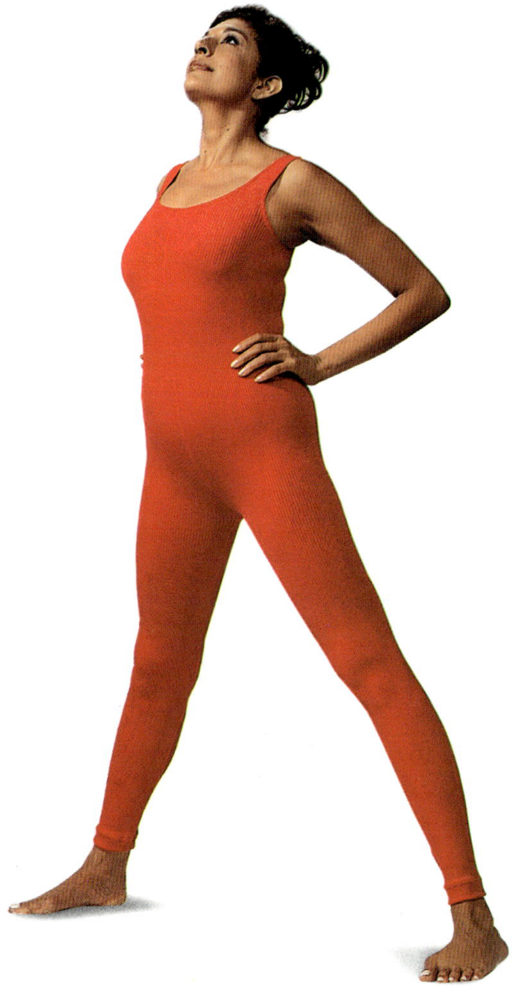

Stellen Sie sich aufrecht hin, die Füße 1–1,2 m auseinander, die Zehen nach vorne gerichtet. ▸Legen Sie die Hände in die Taille, und öffnen Sie den Brustkorb. Tief einatmen, nach oben schauen und die Ellbogen zueinander drücken. ▸Lehnen Sie sich mit gestrecktem Kinn nach vorne und dehnen Sie sich von den Hüften zum Schlüsselbein, um die Wirbelsäule zu strecken. ▸Atmen Sie weiter ein und pausieren Sie kurz mit gestrecktem Rücken im Winkel von 90°. ▸Ruhig weiteratmen und diese Stellung einige Sekunden halten. Wieder einatmen und weiter nach unten strecken, ausatmen, wenn Sie das Maximum erreicht haben. Weiteratmen, und die Position 10 Sekunden lang halten. Versuchen Sie, sich noch weiter zu dehnen.

Wenn Sie die Endposition erreicht haben, fahren Sie fort mit den Übungen auf den Seiten 24–25.

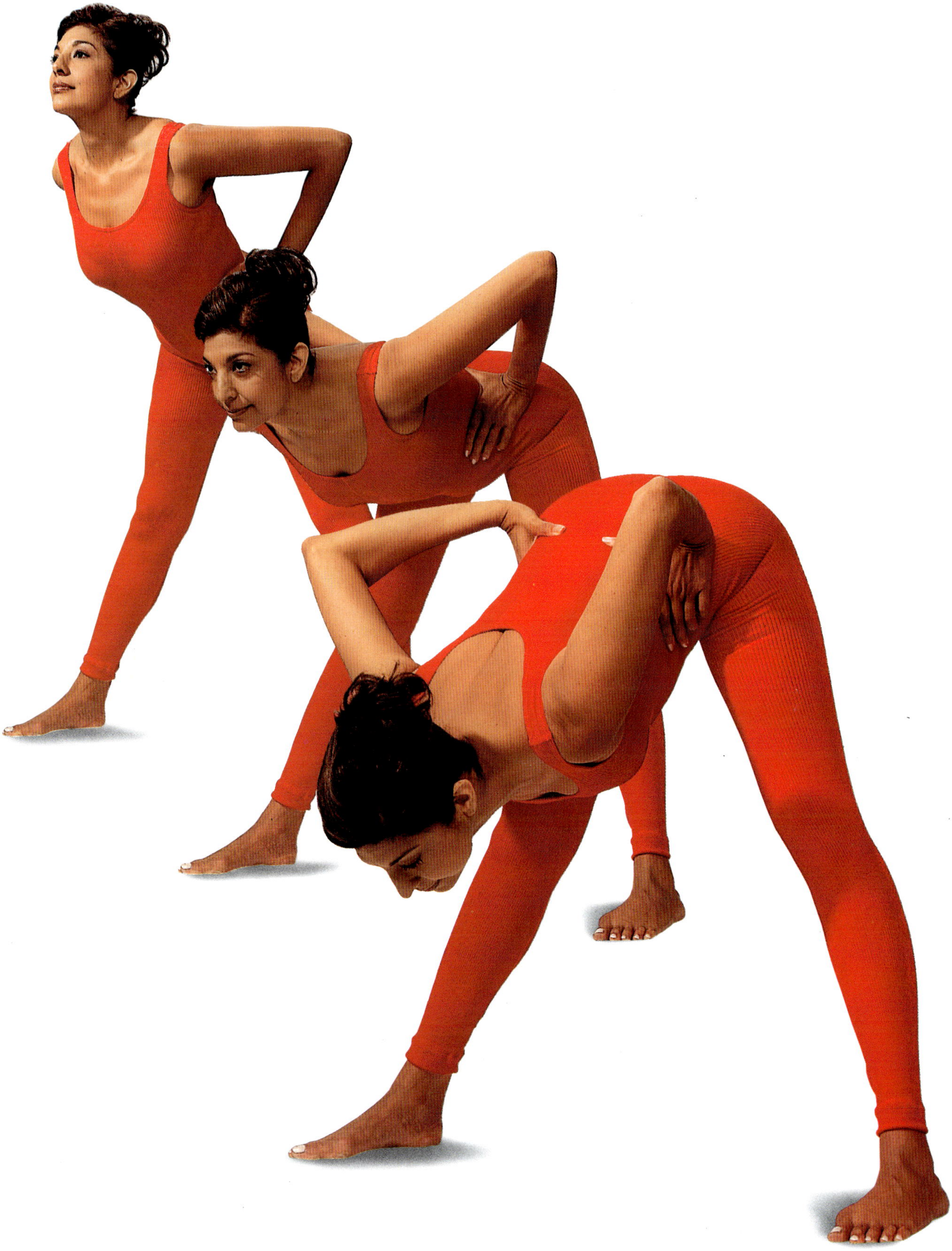

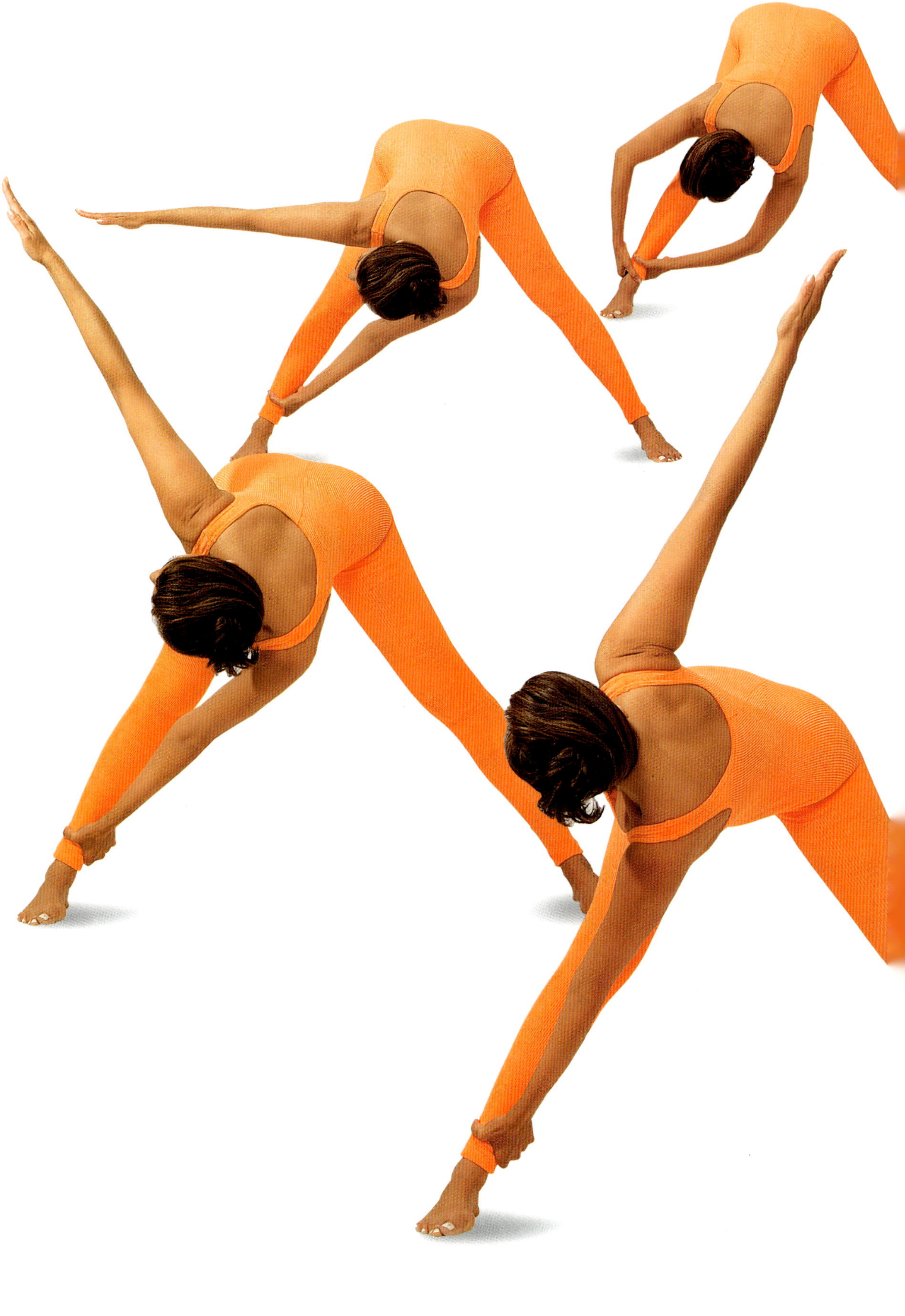

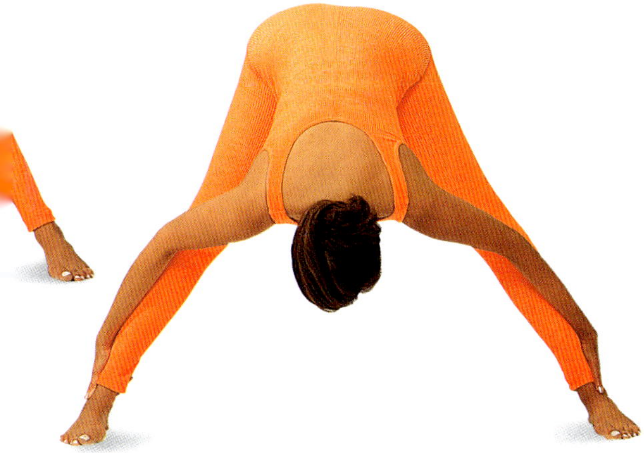

Kopf-Knie-Stellung mit Drehung

Diese Übung erhöht die Flexibilität Ihrer Wirbelsäule, löst Giftstoffe aus den inneren Organen und lindert Krankheiten wie Ischias und Lumbago. Wenn Sie den Kopf nach vorne bewegen, werden die Nerven beruhigt, Sie fühlen sich ruhig und entspannt. Die Beweglichkeit der Wirbelsäule ist Voraussetzung für einen guten Kreislauf. In Verbindung mit tiefer Atmung wird bei dieser Übung der arterielle Blutfluß und damit die Energiezufuhr erhöht. Versuchen Sie, in der Drehung so weit wie möglich zu kommen. Die Endposition löst die Steifheit im unteren Rücken, Nacken und in den Schultern und hilft Muskelstärke für einen guten Stand und Sitz aufzubauen.

Fahren Sie fort mit der vorhergehenden Übung. Tief einatmen und mit der Ausatmung die Fußknöchel umfassen. Atmen Sie einige Sekunden lang tief ein und aus. ▸Fassen Sie Ihren rechten Knöchel jetzt mit beiden Händen. Falls Sie ihn nicht erreichen, versuchen Sie mit Ihren Händen so tief wie möglich das rechte Bein zu fassen. ▸Einatmen und den rechten Arm in einer geraden Linie ausstrekken. Fahren Sie fort mit der Atmung, während Sie beginnen, Ihren Körper in Richtung Rücken zu drehen. ▸Schauen Sie über die rechte Schulter und drehen Sie sich möglichst weit. Ausatmen in dieser Endpostition, und 10 Sekunden halten. Lösen Sie dann die Stellung, und führen Sie das gleiche auf der anderen Seite durch.

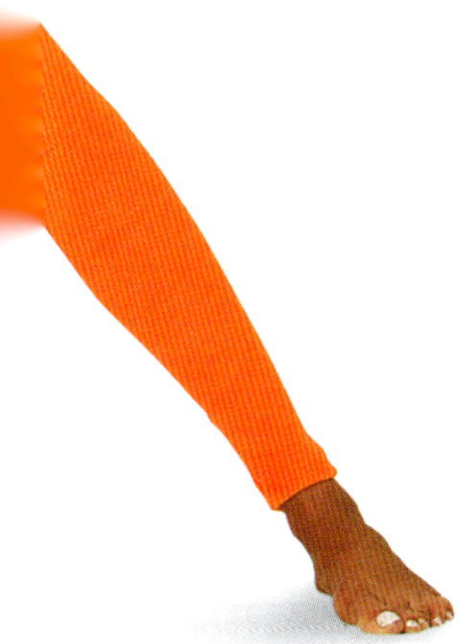

Dehnung der Wirbelsäule

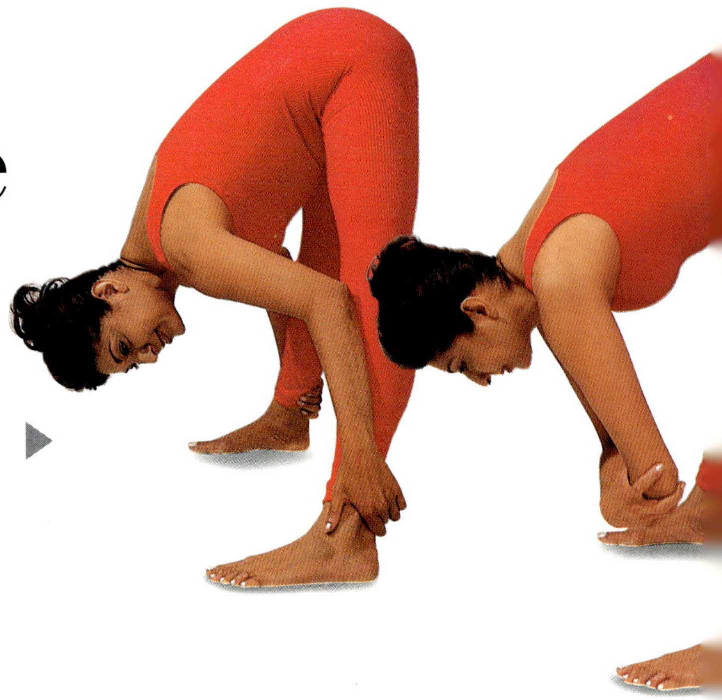

Diese Übung erhöht die Blutzirkulation und die Sauerstoffzufuhr ins Gehirn und lindert Spannungen. Sie erhöht die Flexibilität der Kniesehnen, der Hüften und der Wirbelsäule und trainiert die Beinmuskulatur. Wenn Sie die Arme über den Kopf heben, wird die Atmung flacher; Sie müssen also tiefer atmen, um einen gleichmäßigen Atemfluß zu halten. Diese verstärkte Atmung verjüngt die Körperzellen und reinigt die Organe. Durch den erhöhten Energiefluß werden Sie in den Zehen und Fingerspitzen ein Prickeln verspüren. In der Endposition wird auch Ihr Gesicht glühen.

Stellen Sie sich aufrecht hin, die Füße leicht geöffnet. Greifen Sie dann nach Ihren Knöcheln, und dehnen Sie sich zu den Beinen hin. ▸Verschränken Sie Ihre Arme, die Hände liegen an den Ellbogen. Tief einatmen, die Bauchmuskulatur anspannen und die Arme über den Kopf strecken. ▸Halten Sie dabei die Wirbelsäule gerade, und schieben Sie die Hüften nach hinten. Um das Gleichgewicht zu halten, müssen Sie Ihr Gewicht auf die Fersen verlagern und die Zehen in den Boden drücken. ▸Halten Sie die Bauchmuskeln gespannt und bringen Sie die Arme bis zu Ihrem Kopf; Kopf, Nacken, Schultern und Hüften bleiben dabei in einer Linie. Ausatmen, tief weiteratmen, und diese Stellung 30 Sekunden halten. Zur Lösung der Dehnung entspannen Sie die Wirbelsäule und lassen Sie den Kopf fallen. Bleiben Sie so einige Sekunden.

Wenn Sie die Endposition erreicht haben, fahren Sie mit der Übung auf den Seiten 28–29 fort.

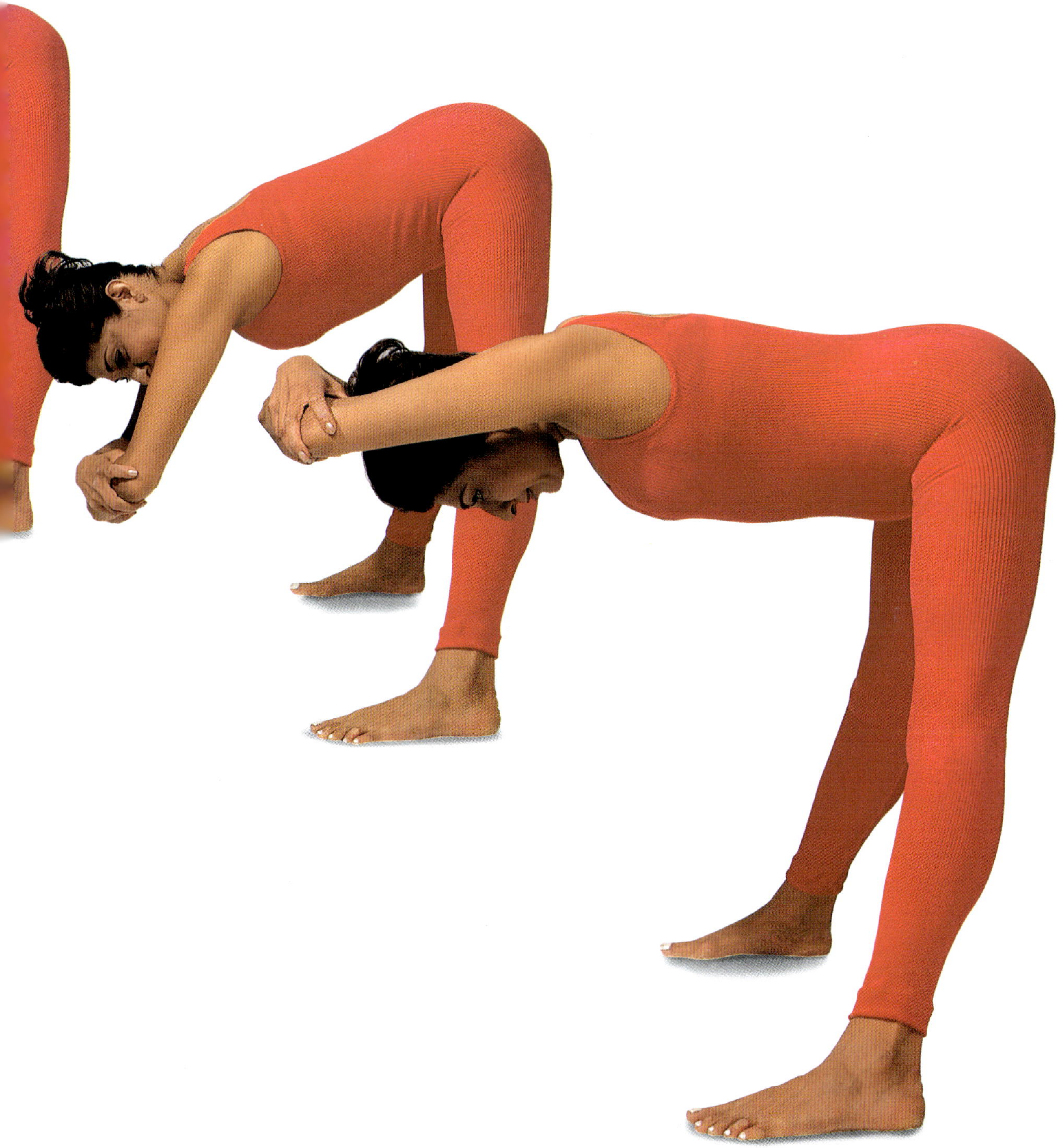

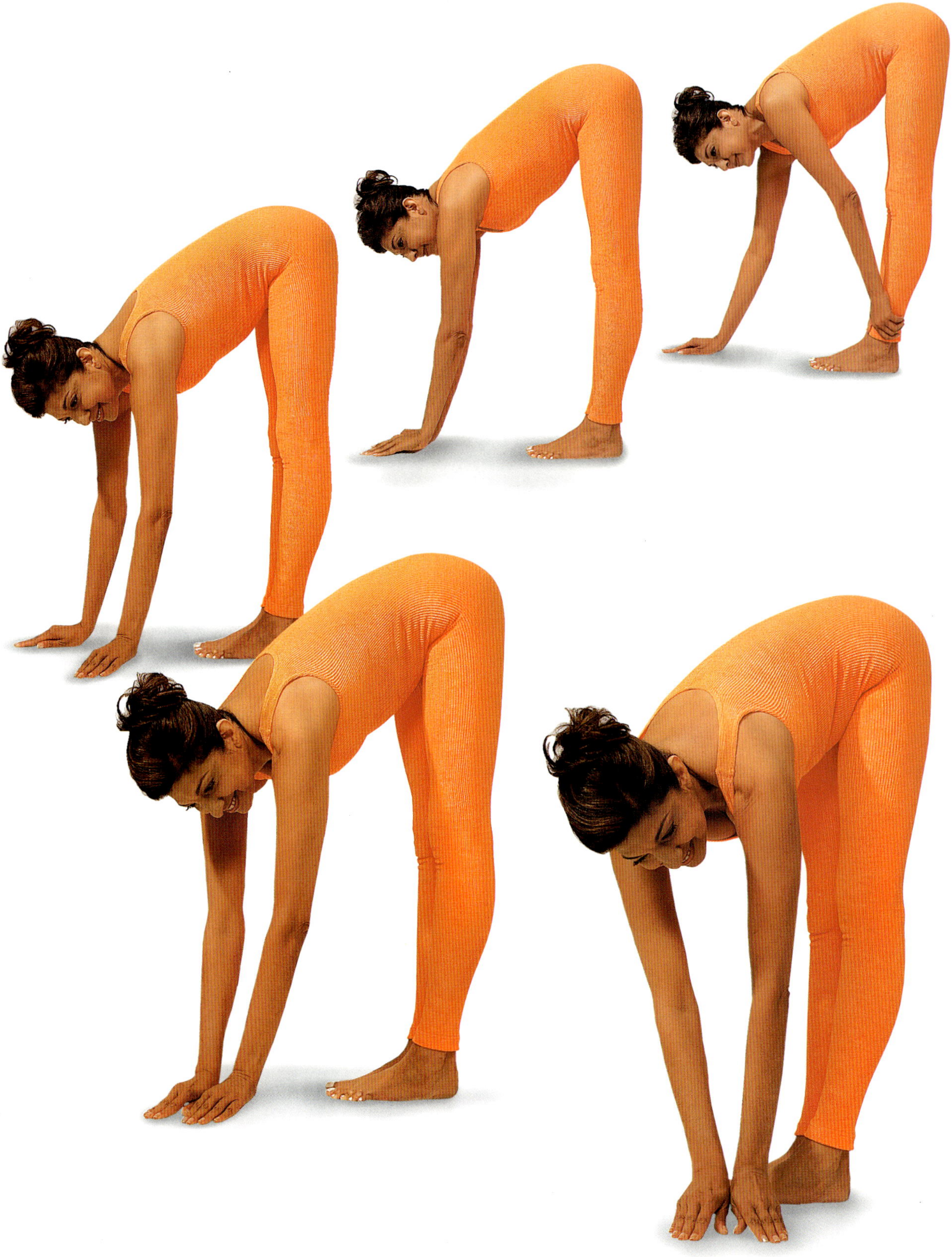

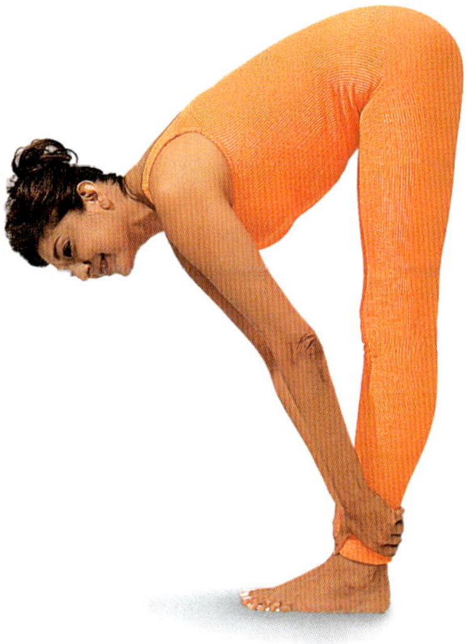

Öffnung der Hüften und Drehung

Es ist sehr wichtig, die Flexibilität der Hüftgelenke zu verbessern und dadurch die Beweglichkeit der Wirbelsäule zu erhöhen. Menschen, die sehr unter Streß leiden, klagen oft über Lethargie und Mangel an Energie. Durch diese Öffnung der Hüften werden Muskelspannungen gelockert und eingelagerte Giftstoffe in Nieren, Leber und Milz gelöst. Die Hüften sollten bei dieser Übung waagerecht gehalten und nicht seitlich bewegt werden. Wenn Sie die Knie beugen müssen, achten Sie darauf, daß die Füße zusammenbleiben und die Zehen nach vorne zeigen.

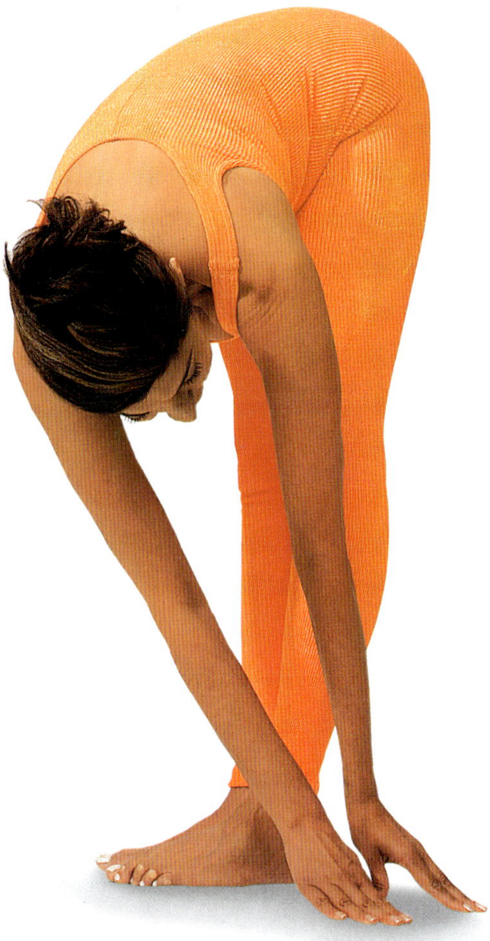

Aufbauend auf der vorhergehenden Übung bringen Sie die Füße zusammen, und strecken Sie die gesamte Beinmuskulatur. Spannen Sie die Bauchmuskulatur an, und greifen Sie beide Knöchel mit den Händen. Atmen Sie während dieser Übung tief und regelmäßig. ▸Lassen Sie die linke Hand auf dem Knöchel liegen, und legen Sie die rechte Handfläche vor sich auf den Boden. ▸Legen Sie dann Ihre linke Handfläche daneben. Wandern Sie langsam mit den Händen nach links und versuchen Sie die Ellbogen dabei gerade zu halten. Drehen Sie sich immer weiter nach links, die Hände nahe an den Füßen. ▸Um die Drehung zu verstärken, bringen Sie die Hände noch weiter nach hinten zu den Fersen. Ihr Bauch sollte jetzt immer auf den Oberschenkeln bleiben. Lösen Sie dann die Stellung, und führen Sie die Übung auf der anderen Seite durch.

Kopf-Knie-Stellung

Diese beugende Stellung fördert die körperliche Gesundheit, da sie den Energiefluß durch den gesamten Körper ermöglicht. Wenn der Kopf nach unten gebeugt wird, beruhigt sich das Gehirn, und schädliche Giftstoffe werden aus den Körperorganen entfernt. Die Wirbelsäule wird flexibel und biegsam, was Ihnen ein Gefühl der Freude verleiht. Durch diese Position wird auch der Ischiasnerv stimuliert, und die Muskeln des unteren Rückens werden gestärkt. Beugen Sie die Wirbelsäule immer ganz langsam und sanft nach vorne – zwingen Sie sich nicht in die Stellung. Atmen Sie tief ein und aus, während Sie sich nach vorne entspannen, vielleicht können Sie sich noch weiter strecken, wenn Sie die Knöchel umfassen.

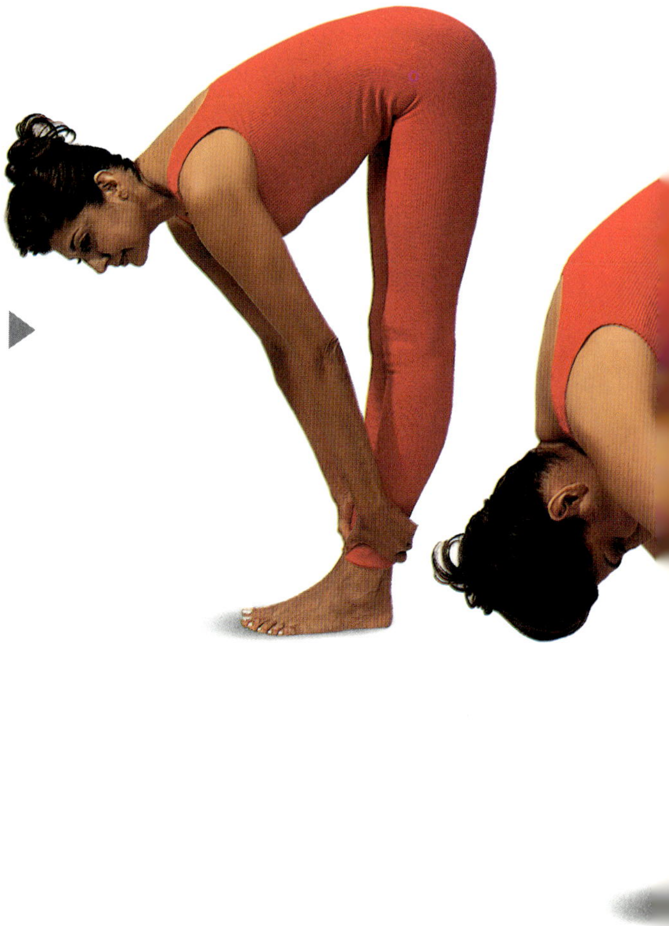

Stellen Sie sich aufrecht hin, die Füße geschlossen. Beugen Sie sich dann nach unten, und greifen Sie mit gestreckten Ellbogen nach Ihren Knöcheln. ▸Die Bauchmuskeln nach innen ziehen, tief einatmen, dann die Ellbogen beugen und langsam die Stirn bis zu den Knien bringen. ▸Ausatmen und den Kopf noch tiefer senken. ▸Tief weiteratmen, die Wirbelsäule dehnen und versuchen, mit der Stirn die Knie zu berühren. Halten Sie diese Position für 30 Sekunden. Lassen Sie sich nicht entmutigen, wenn Sie nicht sehr weit nach unten kommen. Sie werden erstaunt sein, wie schnell sich das mit fortschreitender Praxis verbessert.

Stellen Sie sich Ihre Wirbelsäule nicht als feste Masse vor, sondern als Energiekreise um jeden Wirbel. Das wird Ihnen helfen, diese Stellung leicht und sanft einzunehmen.

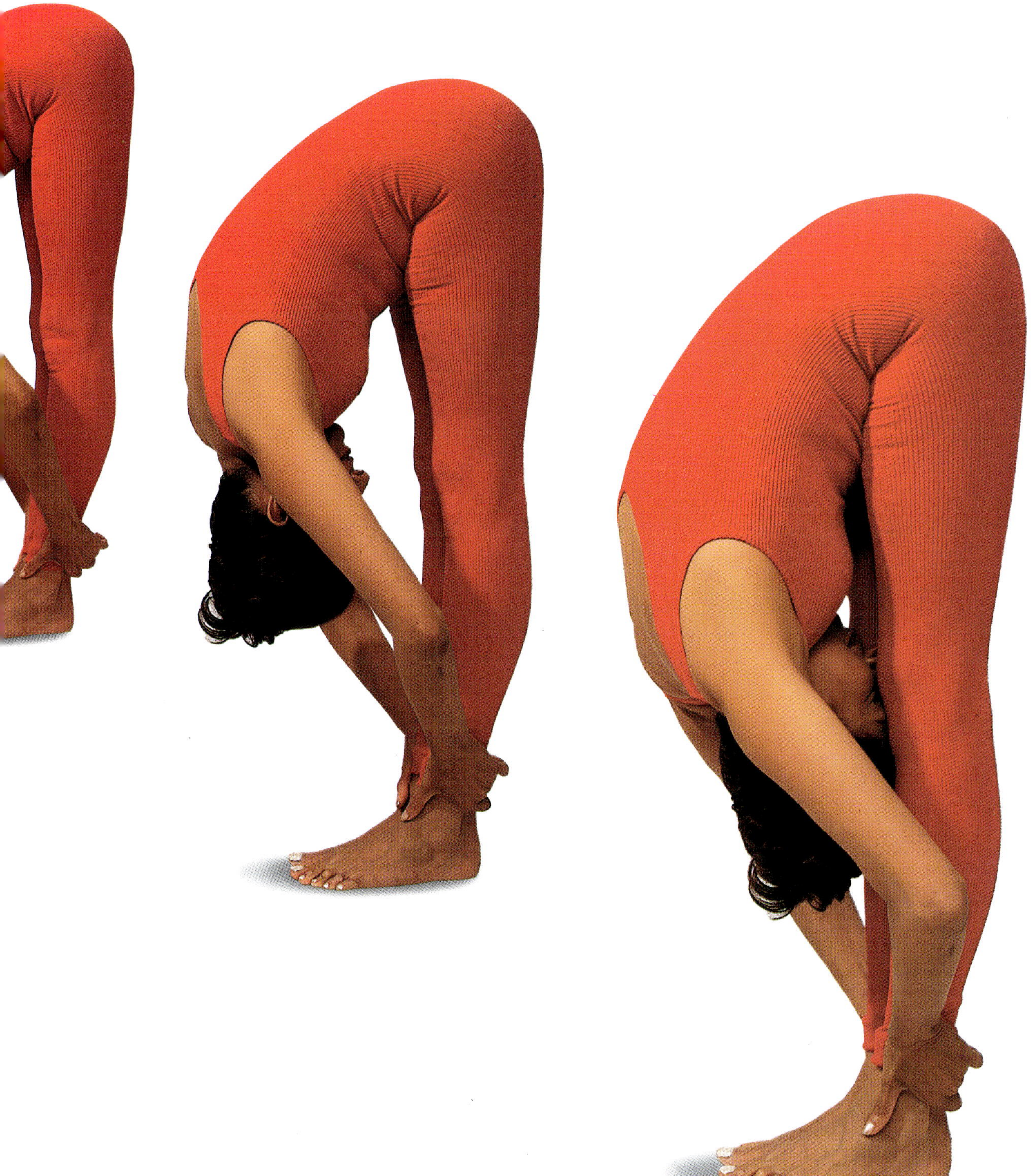

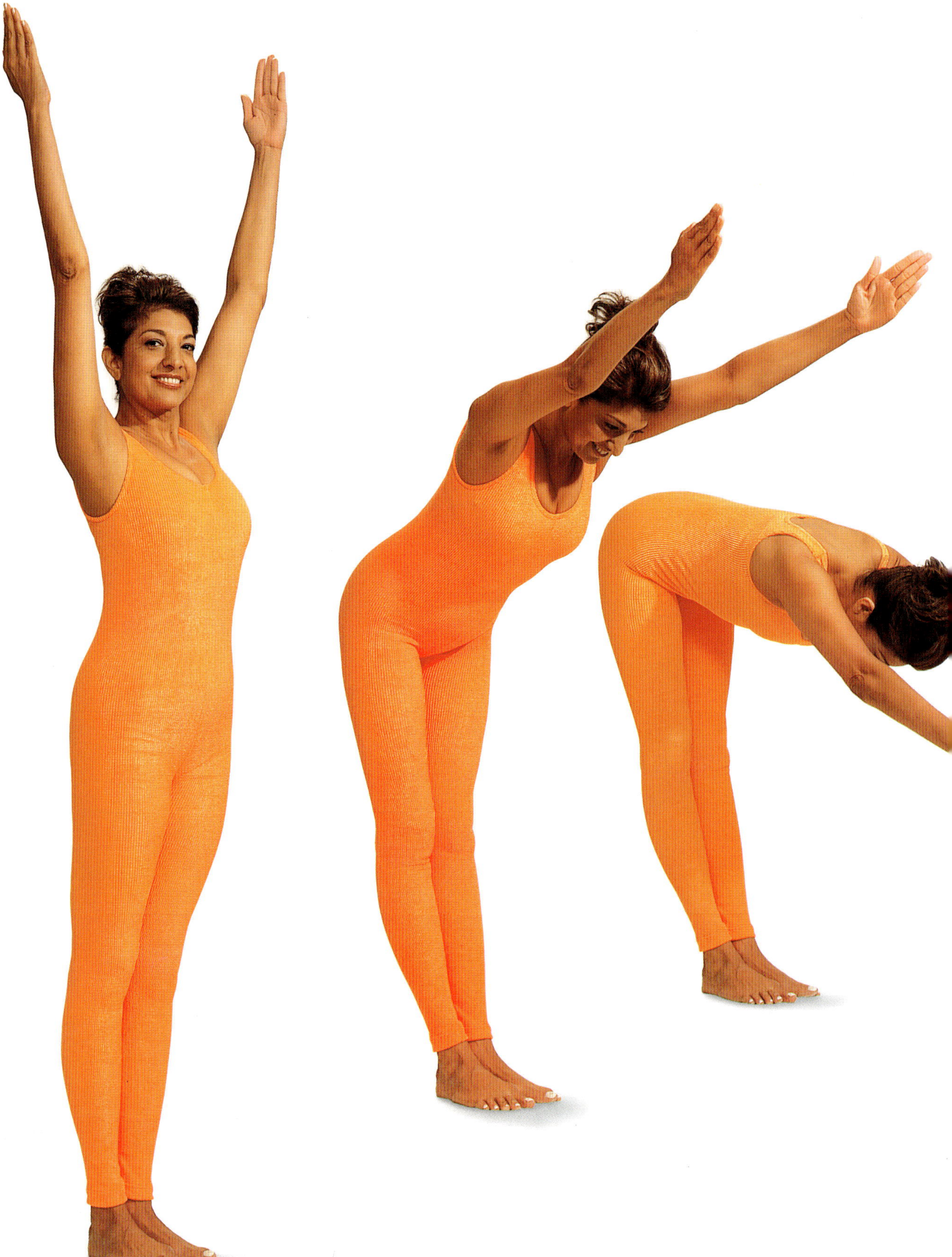

Vollkommene Stellung

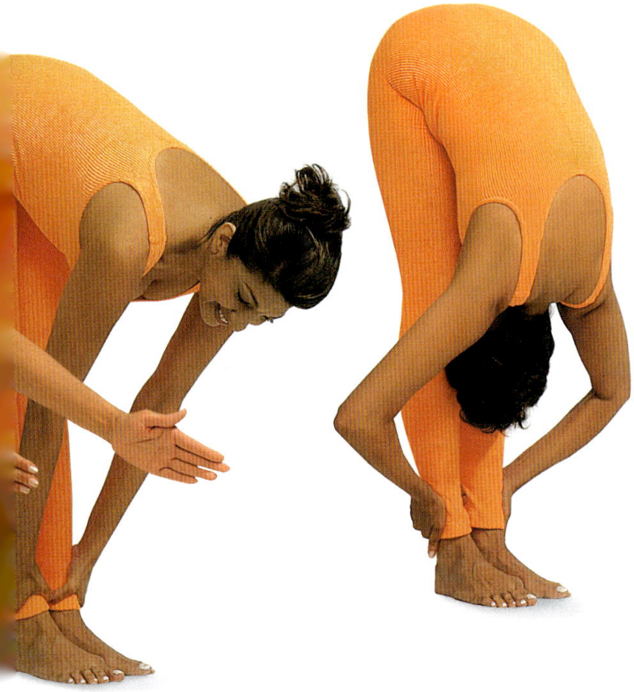

Es ist sehr wichtig, den Körper richtig auszurichten und korrekte Sitz- und Stehpositionen einzunehmen. Schlechte Haltung führt zu Rückenschmerzen, zu negativer geistiger Einstellung und baut Energien ab. Wenn Sie richtig sitzen und stehen, können Sie beim Einatmen die ganze Lungenkapazität ausnutzen. Das Dehnen in der vollkommenen Stellung richtet die Muskeln aus und korrigiert die Beckenneigung. Die Wirbelsäule wird gestreckt, und die Energie kann fließen. Durch das Strecken der Arme über den Kopf öffnet sich der Brustkorb, und die Hüften geben den inneren Organen Raum, so daß deren Funktion verbessert wird.

Stellen Sie sich aufrecht hin, die Füße zusammen, die großen Zehen berühren sich. Das Gewicht ist gleichmäßig zwischen Zehen und Fersen verteilt, die Zehen greifen den Boden. Versuchen Sie das Gleichgewicht zu halten. Legen Sie Ihre Hände auf die Fußknöchel, den Kopf zwischen die Arme. ▸Einatmen, die Arme ausstrecken und nach oben heben. ▸In der Höhe der Ohren die Arme mit gestraffter Bauch- und Gesäßmuskulatur weit nach vorne strecken. ▸Arme und Wirbelsäule bleiben ganz gerade, während Sie sich aufrichten. ▸Die Arme über den Kopf heben, ausatmen und ruhig weiteratmen. Kopf, Nacken und Brustkorb sind nach oben gestreckt. Zwerchfell, Rippen und Bauch heben sich, das Steißbein zeigt nach innen, die Beinmuskulatur ist angespannt. Nehmen Sie die Arme herunter, bleiben Sie 30 Sekunden in dieser Stellung stehen, und ziehen Sie die Energie nach innen.

Um zu verhindern, daß bei der Streckung die Knie nach hinten überdehnt werden, sollten Sie die Oberschenkelmuskeln anspannen.

Tiefe Beuge

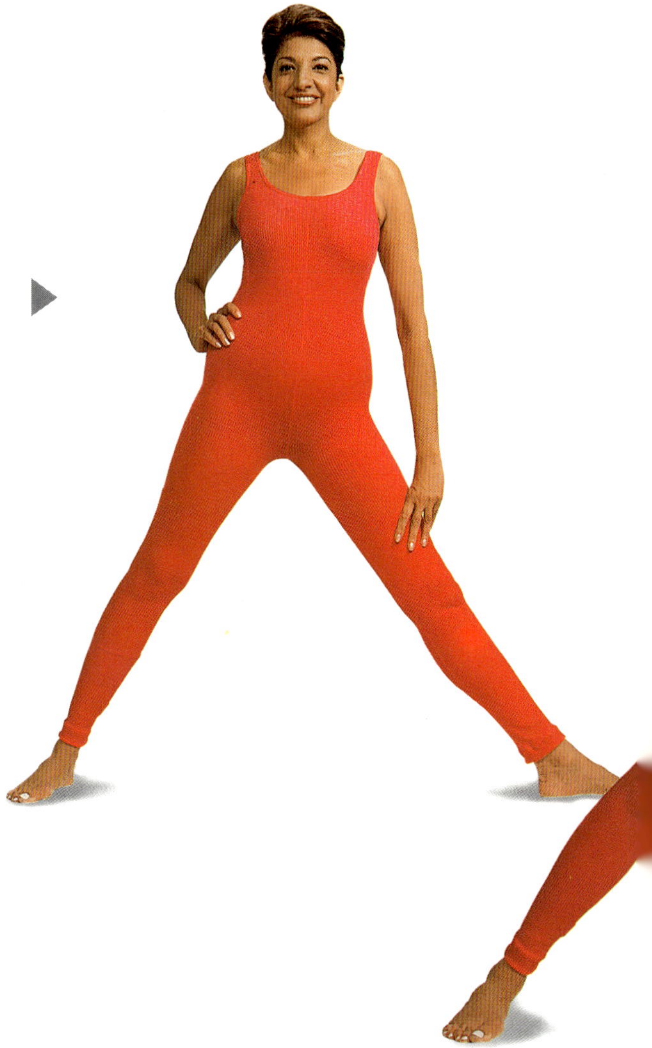

Flexible Hüftgelenke korrigieren ein Ungleichgewicht im Becken und fördern die Beweglichkeit. Diese Übung ist eine dynamische Bewegung, die Gelassenheit und Selbstvertrauen verleiht. Halten Sie die Wirbelsäule ganz aufrecht, damit Sie tiefer atmen können, die Position zu halten kann sehr anstrengen. Achten Sie beim Ausfallschritt darauf, daß Ihr Knie nicht über den Fuß hinausragt, da es sonst extrem belastet wird. Die Bewegung sollte einen 90°-Winkel vom Oberkörper und der Rückseite des Knies und der Ferse bilden.

Stellen Sie sich aufrecht hin, die Beine 1,2 m geöffnet, die Zehen nach vorne gerichtet, Hände in der Taille. Drehen Sie den linken Fuß nach links, so daß der Innenrist des rechten Fußes und die linke Ferse in einer Linie sind. Legen Sie die linke Hand auf das linke Bein über dem Knie, die Fingerspitzen nach innen gerichtet. Halten Sie die Wirbelsäule aufrecht, die Hüften waagerecht, und atmen Sie tief und regelmäßig. ▸Beugen Sie das linke Knie, um Oberschenkel und Hüftgelenke zu drehen. Achten Sie auf den 90°-Winkel, und nehmen Sie sonst das rechte Bein weiter zurück. ▸Vergrößern Sie die Dehnung, indem Sie das Schambein nach unten bewegen, das rechte Bein aber gerade halten. Spannen Sie die Muskeln über dem Knie an, und drücken Sie den rechten Fuß in den Boden. Halten Sie das Becken gerade und den Brustkorb nach oben. Genießen Sie das gute Gefühl, das diese Dehnung verleiht, und bleiben Sie mindestens 10 Sekunden in dieser Stellung. Führen Sie die Übung anschließend auf der anderen Seite durch.

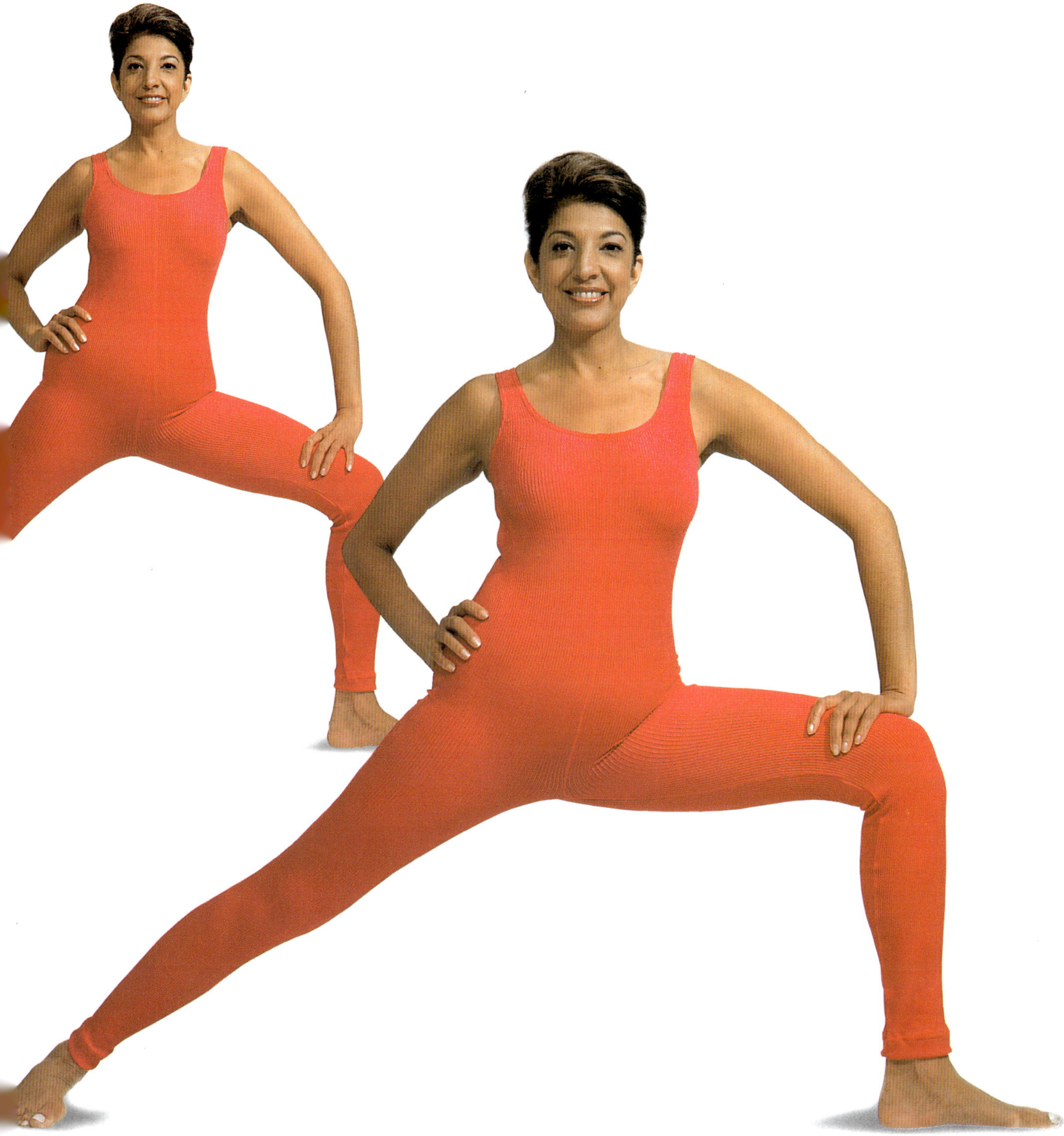

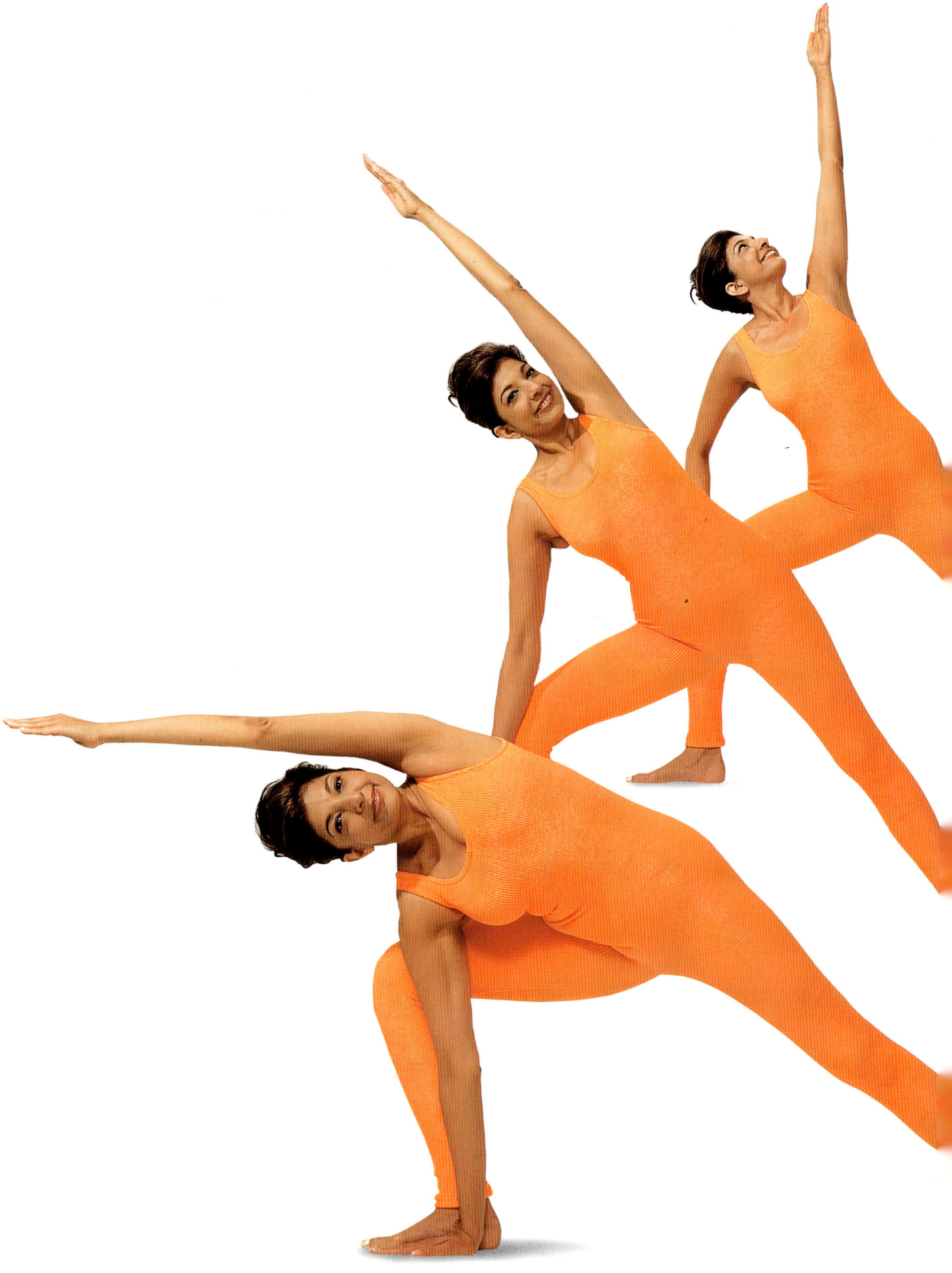

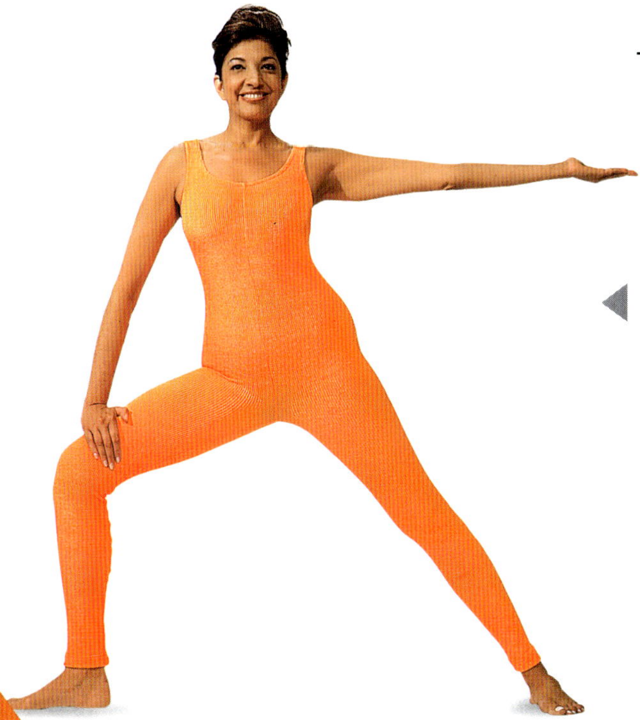

Verlängerte tiefe Beuge

Das Ausstrecken des Armes in dieser tiefen Beuge verlängert die Taille, erhöht die Körperdehnung und vertieft die Atmung. Der Rumpf darf hierbei nicht nach vorne fallen, sondern muß ganz gerade gehalten werden. Dadurch werden die Muskeln im unteren Rükken und in der Bauchregion gestärkt und Rükkenschmerzen gelindert. Durch das tiefe und regelmäßige Atmen wird Sauerstoff im ganzen Körper verteilt und der Kreislauf gestärkt. Dies ist eine kräftigende Übung für den ganzen Körper. Wichtig ist, daß die seitliche Streckung aus der Hüfte und nicht aus der Taille heraus geschieht. Die Dehnung ist spürbar vom linken Fuß über die Wirbelsäule bis in die linke Handfläche und Fingerspitzen.

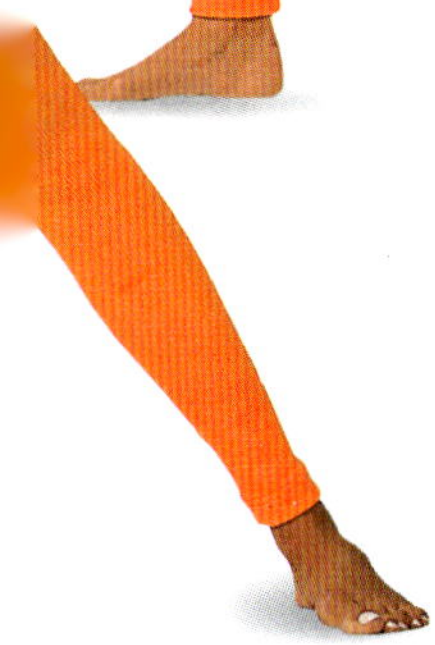

Beginnen Sie mit der Ausgangsposition für die tiefe Beuge (S. 34), aber legen Sie Ihren rechten Arm auf Ihr rechtes Bein, und strecken Sie Ihren linken Arm zur Seite mit der Handfläche nach oben. ▸Halten Sie den 90°-Winkel bei. Mit der Einatmung heben Sie Ihren Arm gerade nach oben. ▸Ausatmen und den Arm zur Seite strecken, das Gesicht nach vorne drehen und mit der rechten Hand das Bein hinunterrutschen bis auf den Boden vor dem rechten Fuß. Vollständig strecken und tief atmen. Das Schambein nach unten drücken, der Rumpf zeigt nach vorne. Der Kopf bleibt gerade, das linke Bein stabil. Falls Sie schwanken, spannen Sie die Muskeln über dem linken Knie an, und stemmen Sie Ihre rechte Ferse tief in den Boden. Bleiben Sie 20–30 Sekunden in dieser Position, dann machen Sie das gleiche auf der anderen Seite.

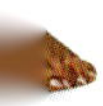

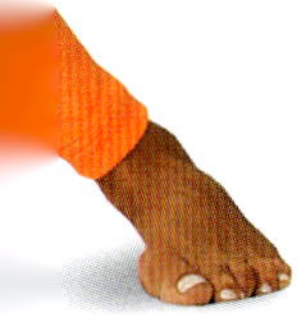

Balance im Schritt

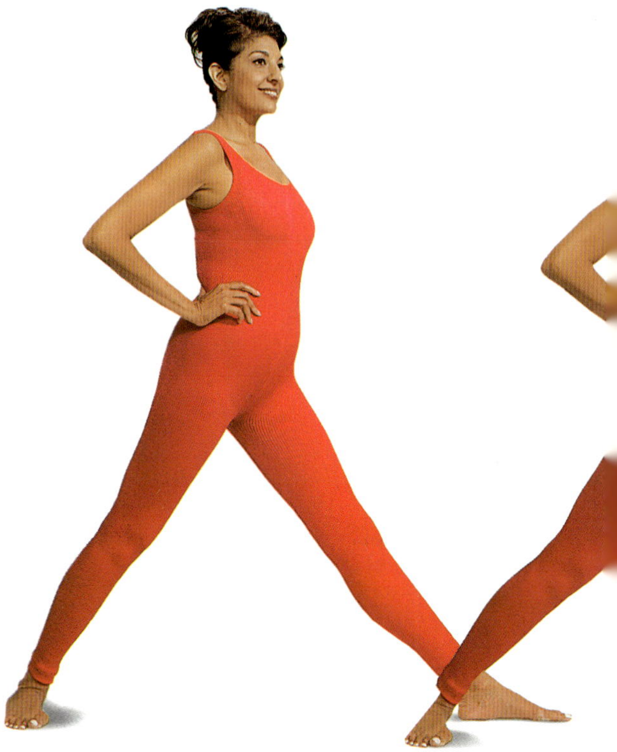

Diese Übung fördert Ausdauer und Muskelstärke und hilft Ihnen, den Geist zu klären und sich zu konzentrieren. Alle Gleichgewichtsübungen brauchen viel mehr Energie, als man vermutet, und sind eine große Herausforderung. Die meisten Menschen trauen sich diese Endstellung nicht zu und spüren ein großes Erfolgserlebnis, wenn Sie es schaffen, ohne zu wackeln auf einem Bein zu stehen. Wenn Ihre Konzentration aber nur einen Moment nachläßt, werden Sie das Gleichgewicht verlieren. Es ist also wichtig, nur an das Ziel zu denken. Die Bewegung sollte in einem Fluß durchgeführt werden, da Sie sonst das Gleichgewicht verlieren können.

Stellen Sie sich aufrecht hin, die Füße 1–1,2 m auseinander, das Gesicht zeigt nach vorne. Drehen Sie Ihren rechten Fuß nach rechts zurück, der Innenrist liegt in einer Linie mit der linken Ferse. Drehen Sie Ihren Oberkörper, bis die Hüften waagerecht sind und das Brustbein in einer Linie mit dem Knie ist. ▸Normal atmen, das linke Knie beugen und einen Ausfallschritt nach vorne machen. ▸Halten Sie beide Beine gerade, der rechte Fuß zeigt nach hinten, und konzentrieren Sie sich auf einen Punkt auf dem Boden. ▸Tief einatmen, und das rechte Bein mit der Beugung nach vorne vom Boden heben. Ausatmen und normal weiteratmen, während Sie beide Beine strecken und Schultern und Hüften in einer geraden Linie halten. Die Stellung möglichst lange halten. Dann das linke Knie beugen, in die Ausgangsposition gehen und die Übung auf der anderen Seite wiederholen.

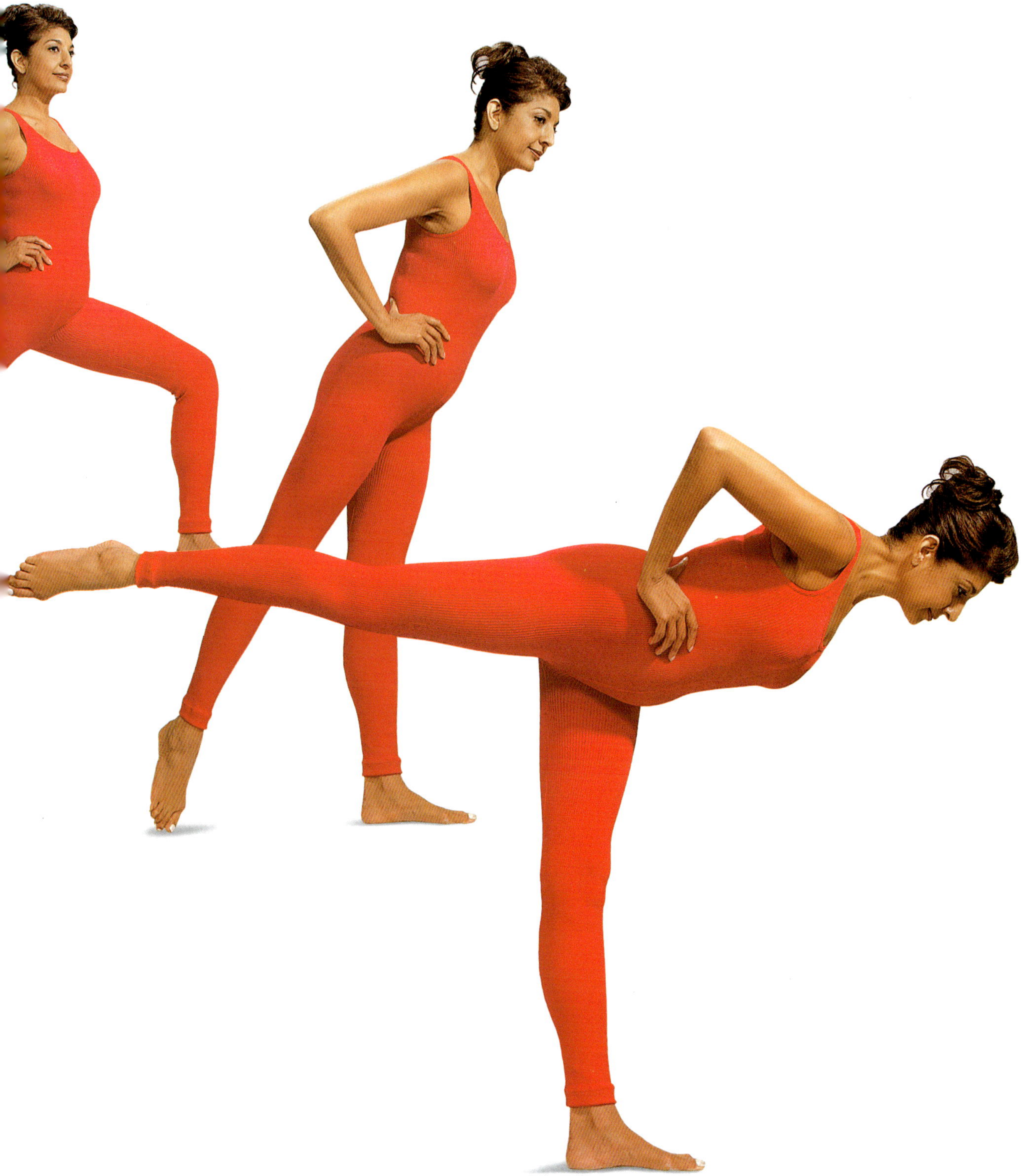

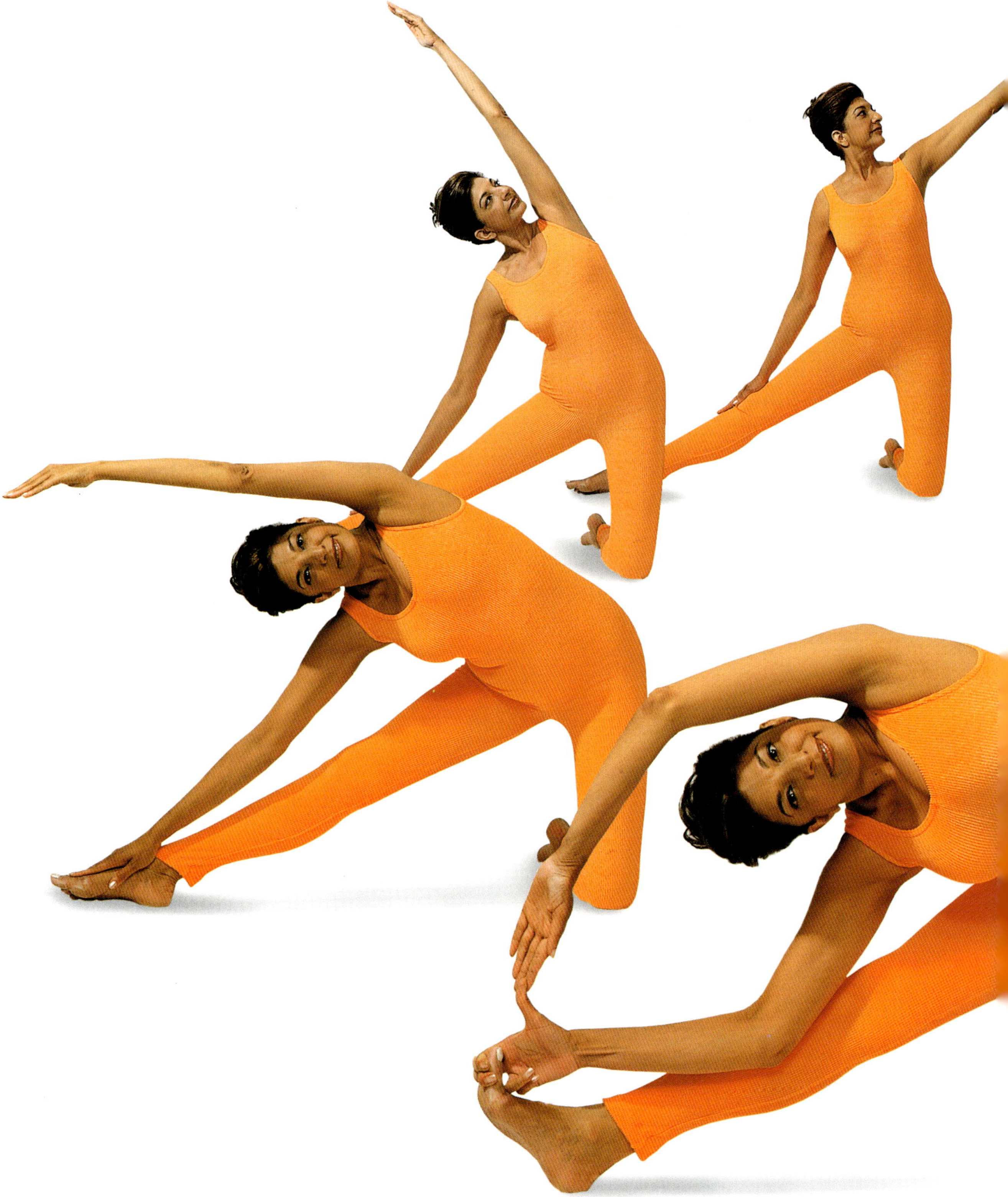

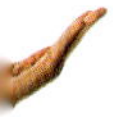

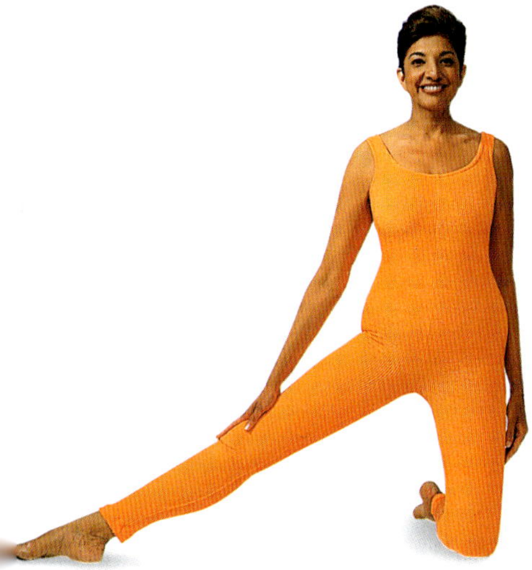

Seitliche Dehnung

Die seitliche Dehnung, bei der auf dem Knie balanciert wird, erhöht die Flexibilität der Wirbelsäule und stärkt die inneren Organe. Die inneren Organe können nicht massiert werden, aber durch diese seitliche Dehnung in Kombination mit tiefer Atmung werden sie gereinigt, allen voran Nieren, Leber und Milz. Wenn die Wirbelsäule geschmeidiger und flexibler wird, kann der Energiehaushalt des Körpers erhöht und die Beckenregion gestreckt werden. Diese Dehnung hält die Bauchmuskeln und Organe in bestem Zustand und löst Verspannungen im unteren Rücken.

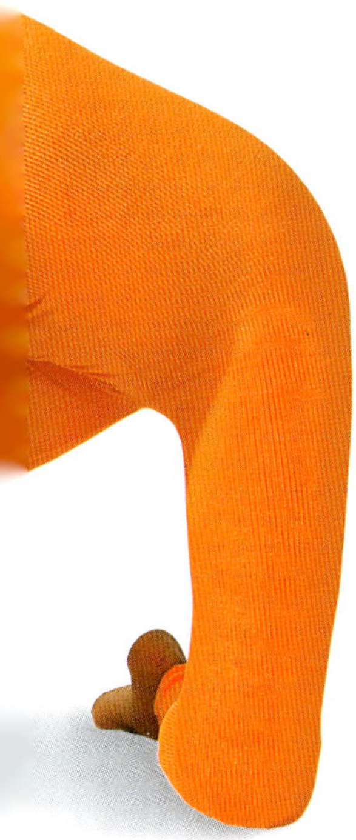

Knien Sie sich auf den Boden, Knie und Knöchel beisammen. Strecken Sie Ihr rechtes Bein nach rechts, in einer Linie mit dem linken Knie. Drehen Sie den rechten Fuß seitwärts nach rechts, das Knie bleibt gerade. ▸Einatmen, den linken Arm anheben und die Handfläche anschauen. ▸Den Kopf heben und langsam nach rechts beugen. ▸Wenn Sie mit der rechten Hand zu Ihrem Knöchel rutschen, erhöhen Sie die Dehnung. Beugen Sie die Zeige- und Mittelfinger der rechten Hand und halten Sie damit Ihren großen Zeh, der Daumen ist gestreckt. Bewegen Sie Ihren linken Arm nach vorne und versuchen Sie mit den Fingerspitzen den Daumen zu berühren. Atmen Sie tief und gleichmäßig, halten Sie die Stellung 20–30 Sekunden und führen Sie dann die Übung mit der anderen Seite durch.

Kamel

Diese intensive Rückwärtsdehnung läßt die Wirbelsäule geschmeidig werden und stärkt die untere Rückenmuskulatur. Das zentrale Nervensystem entspannt und beruhigt sich, und durch Streß verursachte Verspannungen im Rücken lösen sich. Auch das Gesicht und der Nacken werden gedehnt, die vermehrte Blutzufuhr in diese Regionen verlangsamt den Alterungsprozeß. Viele Menschen haben Probleme mit dieser Stellung und verlagern das Gewicht auf die Beine anstatt die Hüften ganz nach vorn zu strecken. Dadurch wird die Bewegung eingeschränkt. Wenn Ihr Körper vollkommen gerade ausgerichtet ist, sollte sich diese Stellung leicht und stabil anfühlen. Strecken Sie die Hüften stetig nach vorne, um die Intensität dieser Rückwärtsdehnung zu erhöhen. Die Kehle entspannen, den Brustkorb öffnen und tief weiteratmen.

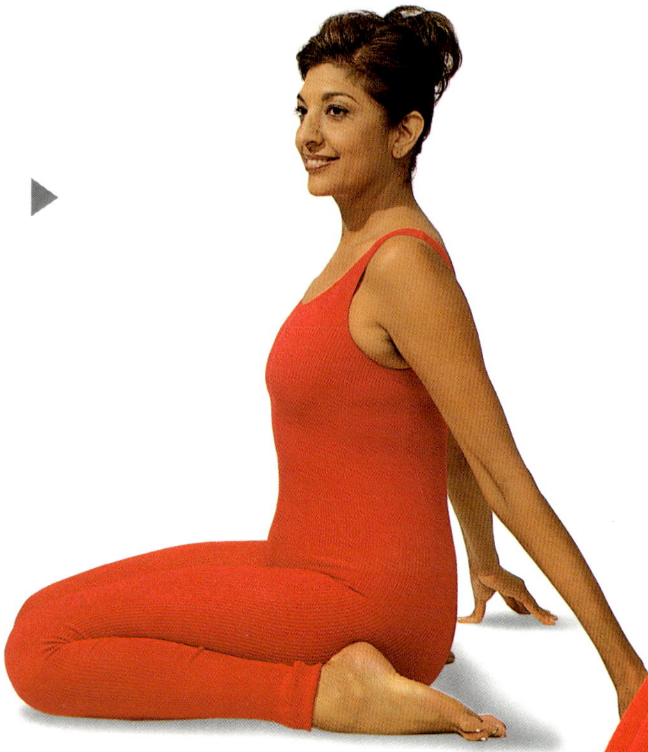

Knien Sie sich auf den Boden, Knie zusammen, die Fersen rechts und links von den Hüften. Stützen Sie sich mit den Fingerspitzen auf dem Boden ab. ▸Einatmen, die Hüften anheben und nach oben schauen. Schieben Sie jetzt Ihre Knie und Hüfte nach vorne, bis das Gewicht nach oben verlagert wird. Öffnen Sie Ihren Brustkorb und die Kehle und lehnen Sie sich so weit wie möglich nach hinten, während Sie die Hüften immer weiter nach vorne schieben. ▸Versuchen Sie mit Ihrer Wirbelsäule einen Kreis zu bilden, und nehmen Sie Ihre Arme nach vorne, um die Fersen zu umfassen. Ausatmen, und die Hüften noch weiter nach vorne bringen, um die Dehnung zu erhöhen. Entspannen Sie den Kiefer und die Muskeln um das Auge herum.

Wenn Sie die volle Streckung erreicht haben, sagen Sie „Aah“, um nachzuprüfen, ob die Gesichtsmuskeln, vor allem das Kinn, ganz entspannt sind.

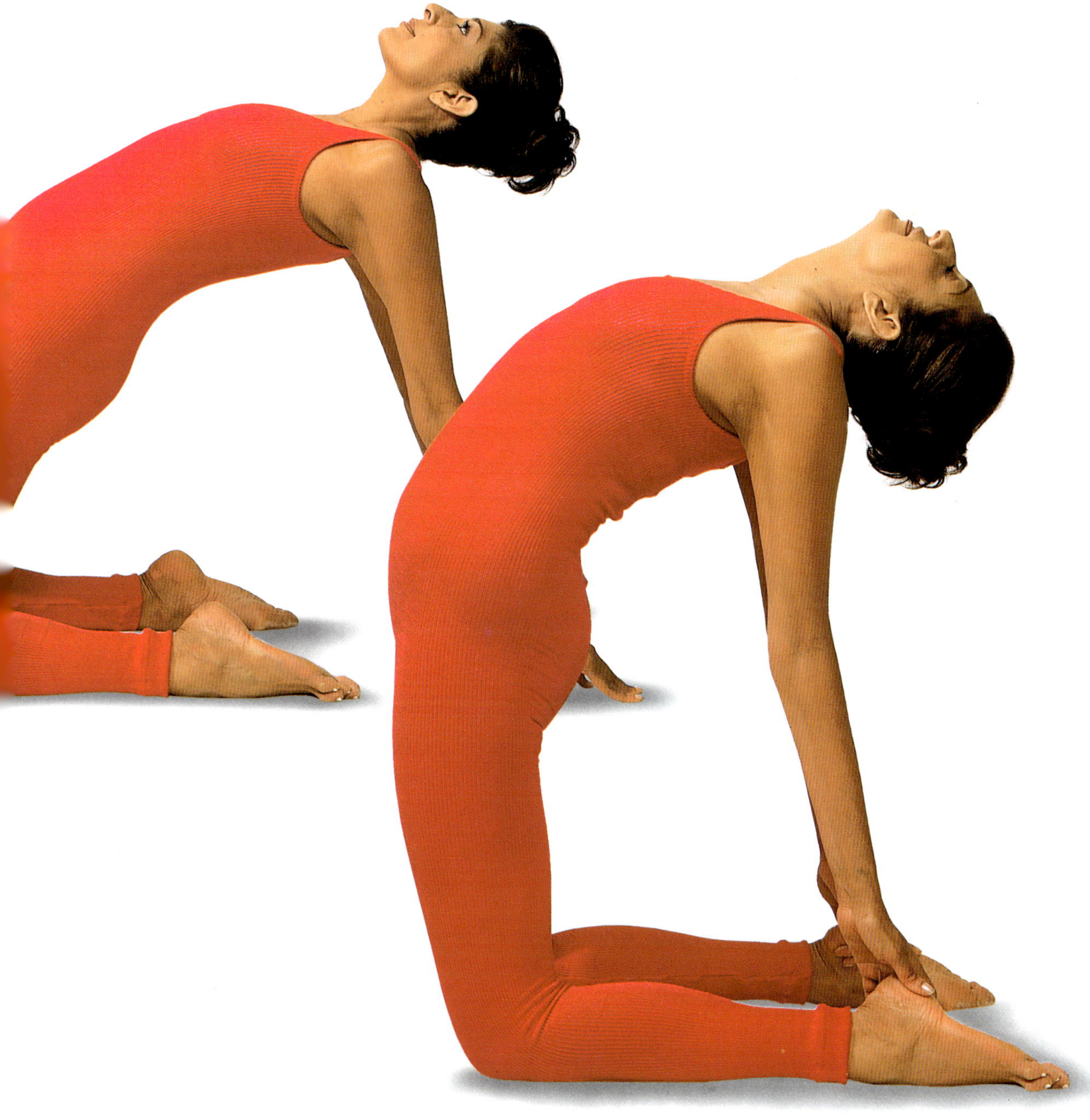

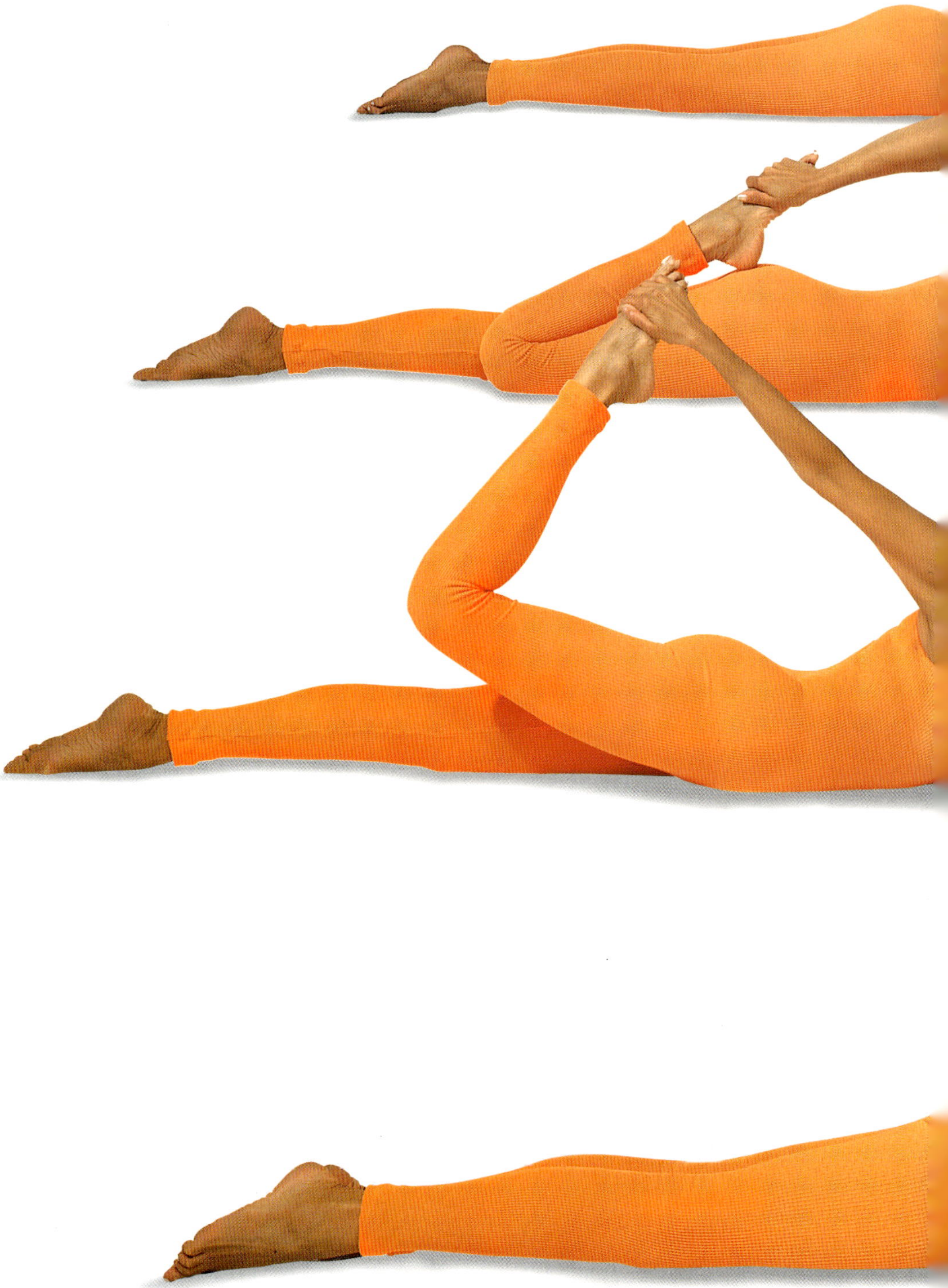

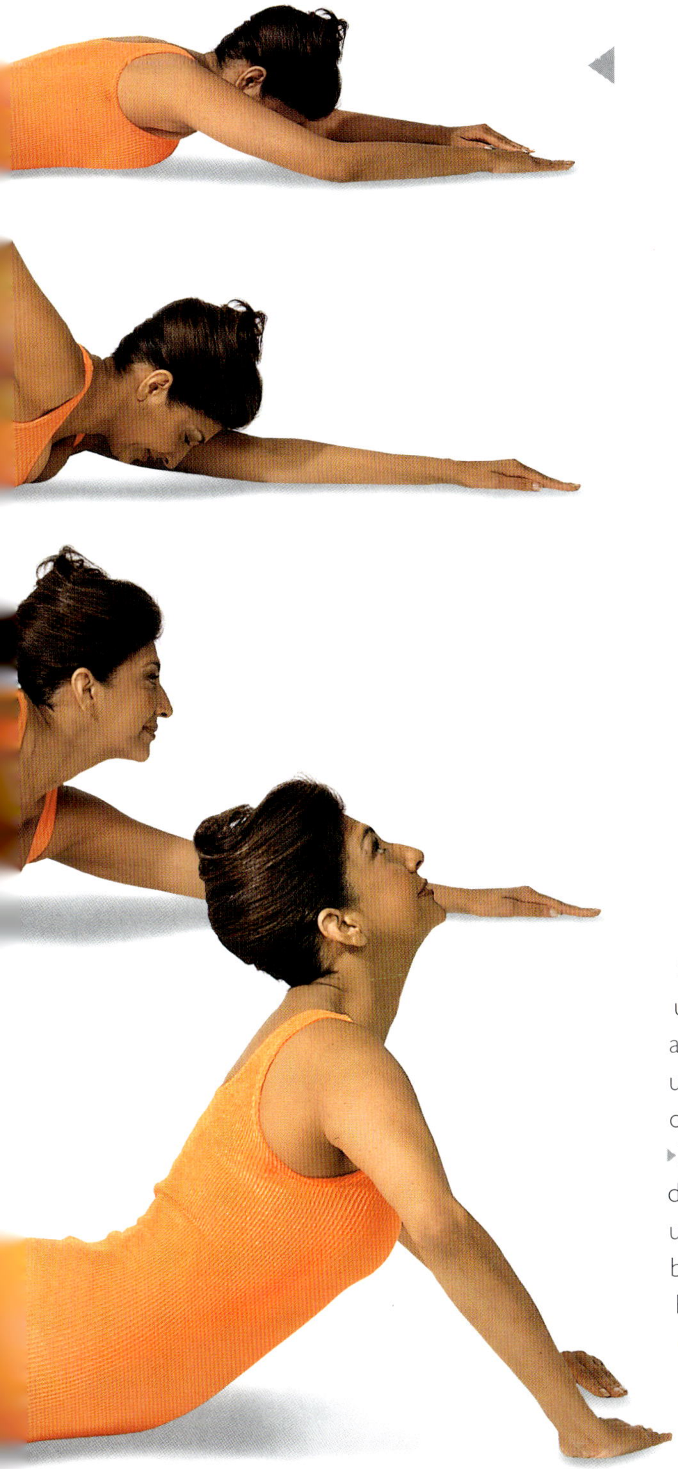

Bogen-variation

Diese Übung löst Verspannungen im unteren Rücken, und durch die Stärkung der Muskulatur in dieser Region werden Rückenschmerzen gelindert. Die Gesäß- und Beinmuskulatur wird gestärkt, Sie fühlen sich anmutig. Durch den Bodenkontakt des Bauches werden die inneren Organe massiert, was sich positiv auf Verdauungs- und Darmprobleme wie Magenschmerzen oder Reizkolon auswirkt. Das Zurücklegen des Kopfes wirkt Wunder bei verschobenen Bandscheiben und hilft, sie wieder an ihren ursprünglichen Platz zu bringen. Der Brustkorb wird erweitert, so daß die Energie besser fließt.

Legen Sie sich mit dem Bauch auf den Boden, die Beine zusammen, die Arme nach vorne mit den Handflächen nach unten. Strecken Sie die Zehen. ▸Einatmen, und das rechte Bein anwinkeln. Nehmen Sie die Zehen in die rechte Hand und ziehen Sie die Ferse auf das Gesäß. Ausatmen, kurz halten und die Dehnung spüren. ▸Einatmen und das Bein ausstrecken, bis ein Bogen entsteht. Linkes Knie und Hüfte sollten auf dem Boden bleiben. Nach oben schauen, ohne den Nacken zu überdehnen. ▸Zur Ausgangsposition zurückkehren. Legen Sie dann wieder beide Arme vor sich hin, Handflächen unten, die Ellbogen nach außen. Einatmen und beide Handflächen in den Boden drücken, die Brust anheben und nach oben schauen. Die Hüftknochen bleiben fest auf dem Boden, die Gesäßmuskulatur ist angespannt. Ausatmen, in die Ausgangsposition kommen, und die Übung auf der anderen Seite durchführen.

Katzendehnung

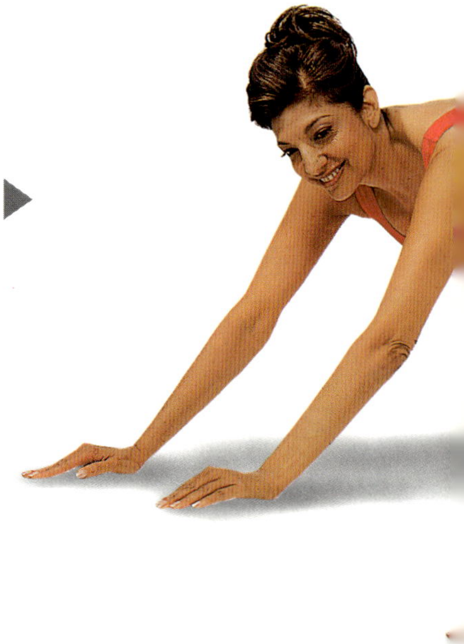

Mit dieser Übung können Spannungen in der Wirbelsäule gelöst werden. Der Geist beruhigt sich, und Nacken und Schulter werden entspannt. Wenn Sie unter Kopf- und Rückenschmerzen leiden, die durch Streß verursacht wurden, können Sie Erleichterung finden, wenn Sie den Kopf in dieser gebogenen Haltung auf den Boden legen. In Kombination mit tiefer Atmung beruhigt diese Übung das zentrale Nervensystem und verleiht Harmonie und Gleichgewicht im Leben. Sie verringert den Herzschlag und gibt Ihnen Gelegenheit, sich von geistigen Anstrengungen zu lösen, so daß Sie inneren Frieden finden.

Knien Sie sich im Vierfüßer auf den Boden, und strecken Sie die Arme vor sich aus. Tief einatmen, und die Hüften nach hinten in Richtung Fersen schieben. ▸Atmen Sie aus, und schieben Sie die Hüften ganz nach unten, so daß Ihre Brust auf den Knien liegt. Die Ellbogen anwinkeln, und den Kopf nach vorne auf den Boden legen. ▸Tief ein- und ausatmen, und die Arme nach hinten gleiten lassen. ▸Rollen Sie Ihre Wirbelsäule, und entspannen Sie sich mit der Stirn auf dem Boden, die Hände liegen an den Fersen, die Handflächen zeigen nach oben. Warten Sie, bis Sie sich ganz entspannt fühlen. Mit dieser Übung können Sie Erholung finden, wenn Sie sehr erschöpft oder lethargisch sind. Sie hilft Ihnen auch, Abstand von der Außenwelt zu bekommen. Sie können in dieser Position einschlafen, sich auf die Seite rollen und die Beine strecken.

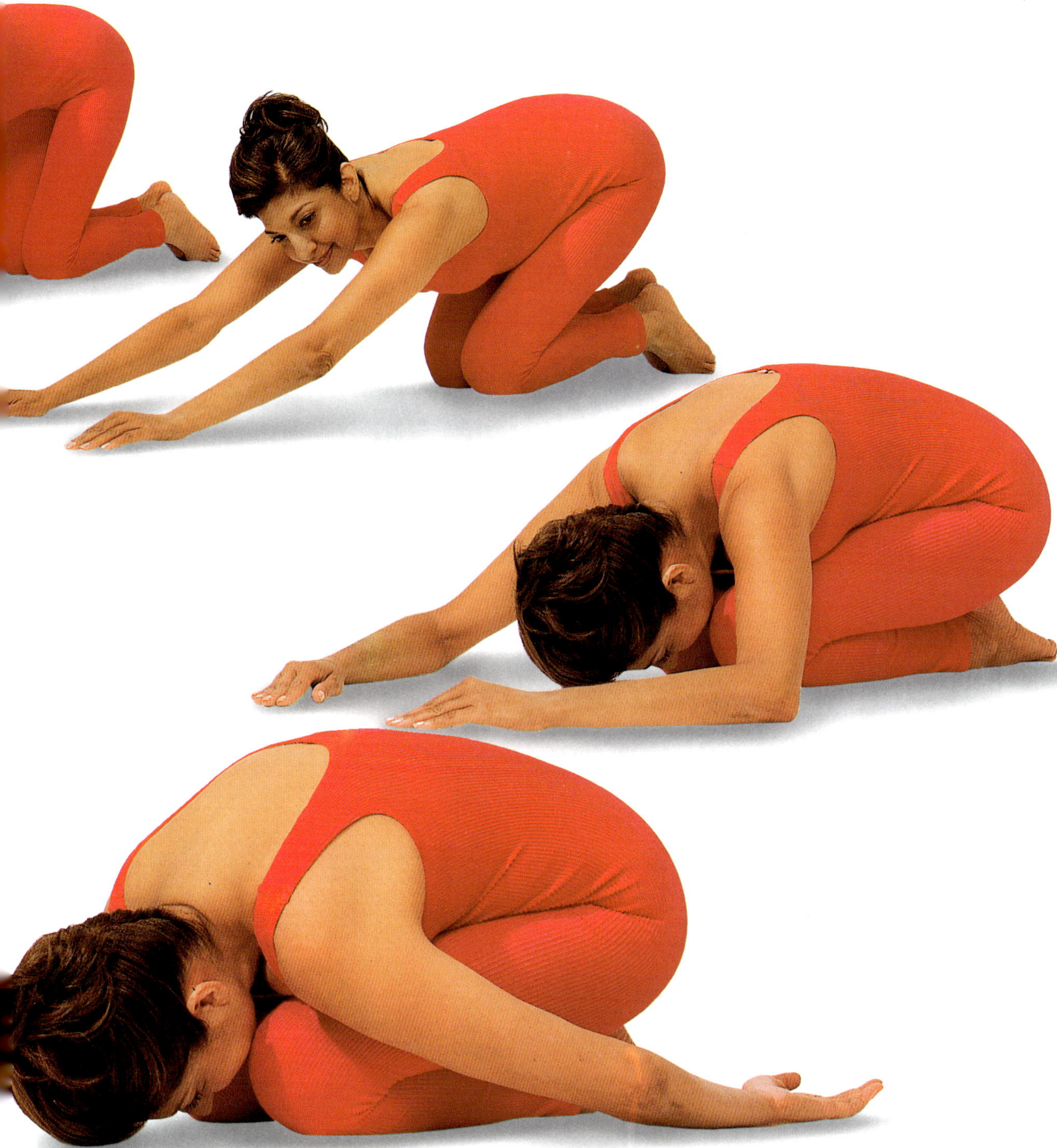

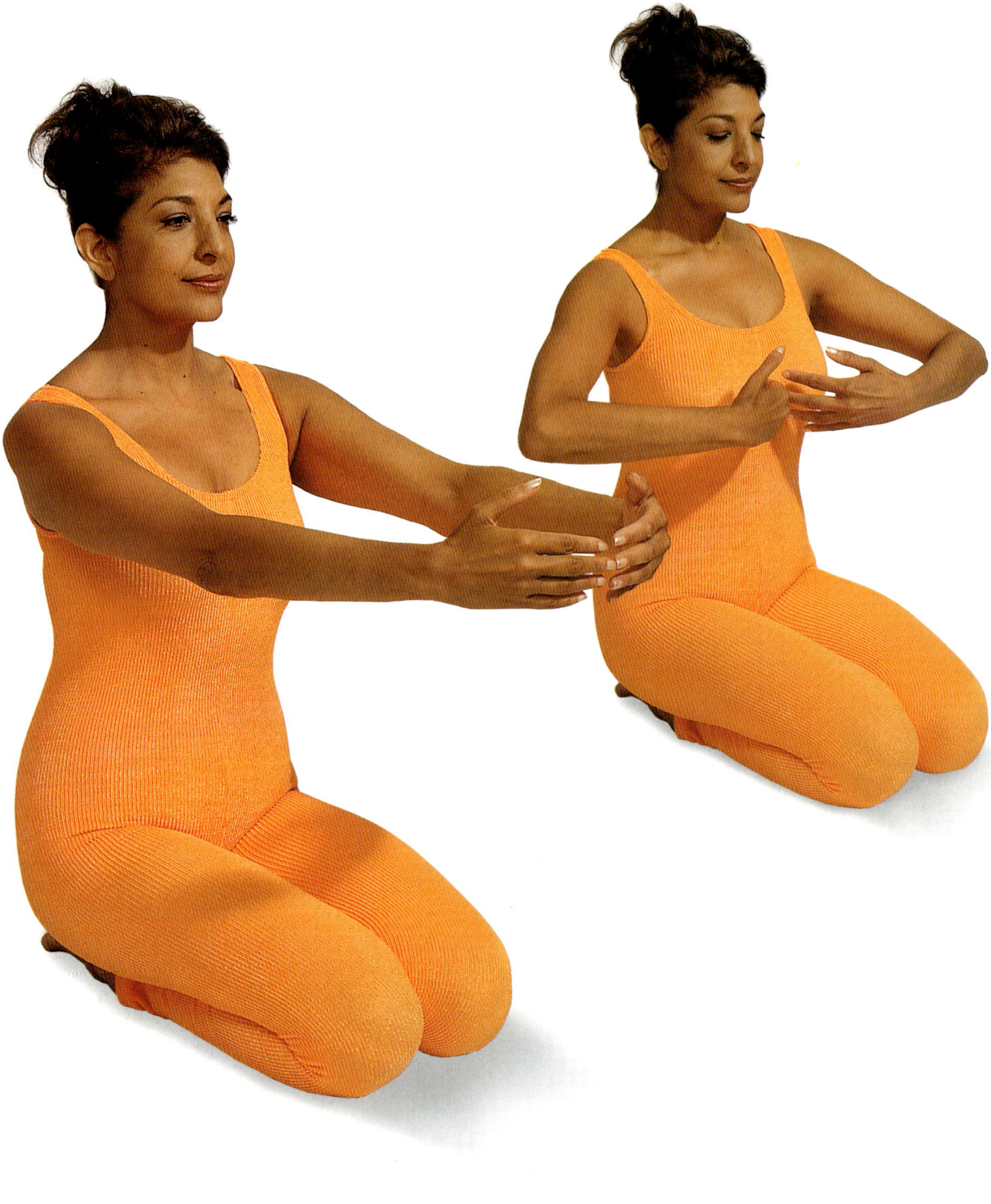

Pranayama

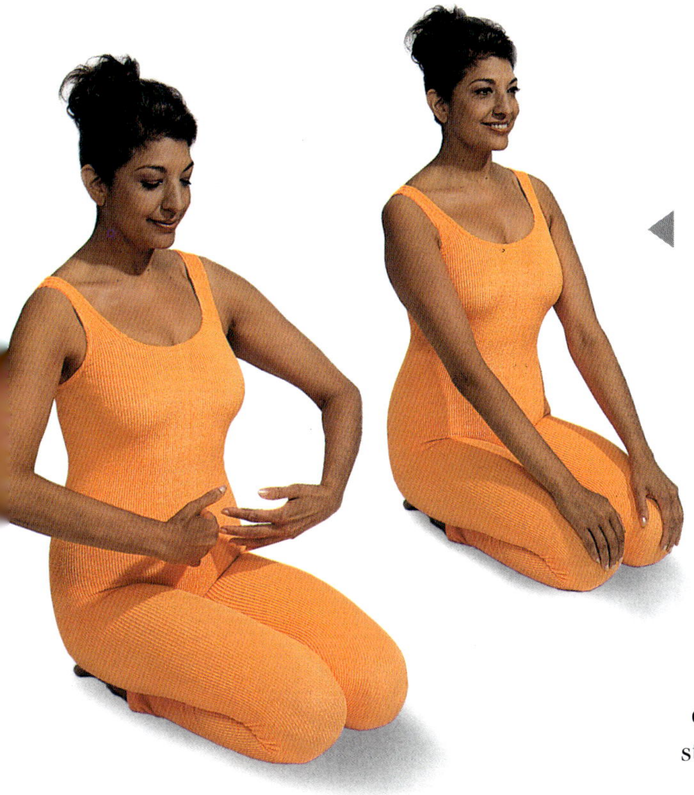

Pranayama bedeutet „die Wissenschaft des Lebens“ und stammt aus dem Sanskrit. Es lehrt, den Atem zu kontrollieren und so den Geist zu disziplinieren. Im Yoga wird mit dem Zwerchfell und durch die Nase geatmet. Durch die korrekte Atmung können Sie Ihren Energiehaushalt anreichern und alle Körperzellen beleben. Dies ist ein natürliches Beruhigungsmittel und wirkt wohltuend auf das Nervensystem. Babys und Tiere atmen ganz natürlich mit dem Zwerchfell, beim Heranwachsen verlernen wir dies jedoch. Beobachten Sie Ihre Atmung. Sehr wahrscheinlich heben Sie den Brustkorb an und überstrecken die Schultern nach hinten. Dadurch entsteht eine flache Atmung, die Ihnen nur die halbe Energie gibt. Manche Menschen verspüren zu Beginn der tiefen Atmung ein leichtes Schwindelgefühl, da dem Körper plötzlich viel Sauerstoff zugeführt wird.

Knien Sie auf den Boden, und richten Sie die Wirbelsäule auf. Legen Sie die Hände auf die Knie. Konzentrieren Sie sich zu Beginn auf Ihre momentane Atmung, und beobachten Sie diese. ▸Legen Sie Ihre Hände auf das Zwerchfell über Ihrem Bauchnabel. Beim Einatmen sollte der Bauch sich jetzt nach oben bewegen. ▸Spüren Sie, wie Ihre Lungen sich jetzt mit Sauerstoff füllen, und bringen Sie die Arme hoch zur Brust. ▸Strecken Sie sie dann vor sich aus. Beim Ausatmen bewegt sich der Bauch nach innen, legen Sie die Hände langsam zurück auf den Bauch. Machen Sie mindestens zehn tiefe Atemzüge, bis Sie sich an die Zwerchfellatmung gewöhnt haben.

ZU HAUSE
Körperrollen

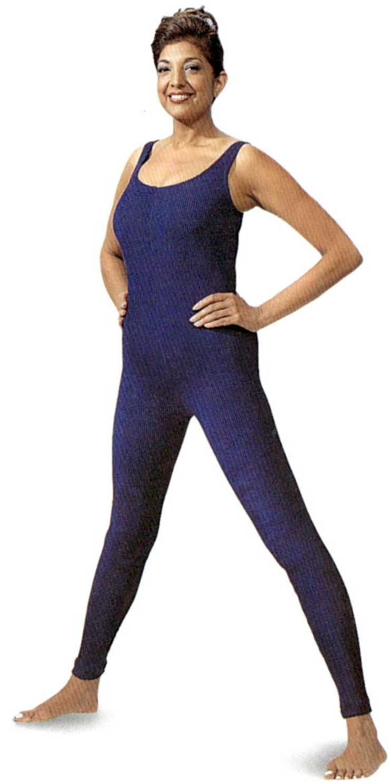

Wenn der Körper sich durch Streß verspannt, blockiert die Wirbelsäule. Die Beweglichkeit wird gehemmt, und man spürt Schmerzen im ganzen Körper. Die beste Übung ist hier die Körperrolle, die Spannungen löst und Energie spendet. In Kombination mit der richtigen Atmung wird die Vitalität erhöht und der Kreislauf verbessert. Während Sie tief einatmen und den Körper in einem Kreis bewegen, kann mehr Sauerstoff durch den ganzen Körper transportiert werden; die inneren Organe werden gereinigt und belebt. Einige Menschen können in dieser Stellung Benommenheit verspüren, da sie zuviel Giftstoffe im Körper haben. Die Körperrollen können zu Hause sehr gut ausgeführt werden; sie verbessern das Gleichgewichtsgefühl und verstärken das Wohlbefinden.

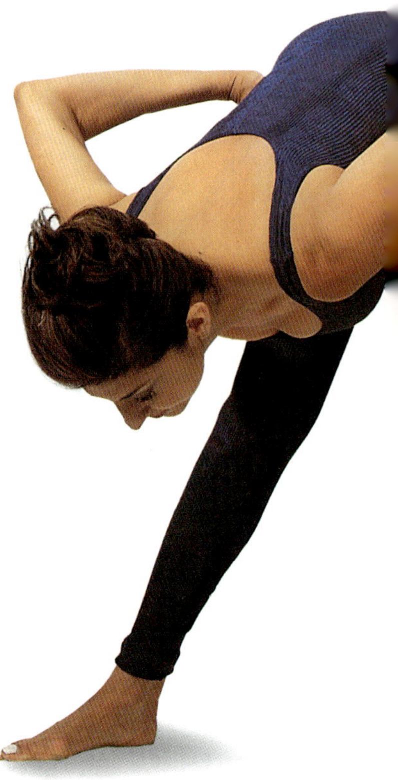

Stellen Sie sich aufrecht hin, die Füße etwa einen Meter auseinander, die Hände in der Taille und der Brustkorb geöffnet. ▸Einatmen und den Körper zur rechten Seite hin strecken, die Knie bleiben durchgestreckt, der Kopf in einer Linie mit dem Nacken. ▸Weiter einatmen, die Hüften nach vorne strecken und den Kopf nach hinten fallen lassen, Nacken und Schultern entspannen. ▸Ausatmen und den Körper zur linken Seite hin dehnen. ▸Dann die Wirbelsäule gerade richten und den Körper nach unten bis zwischen die Beine bringen. Auf den Boden schauen, dann einatmen und in die Ausgangsposition zurückkehren. Dann in die andere Richtung kreisen. Wiederholen Sie diese Rollen, bis der Körper wieder frisch und voller Energie ist.

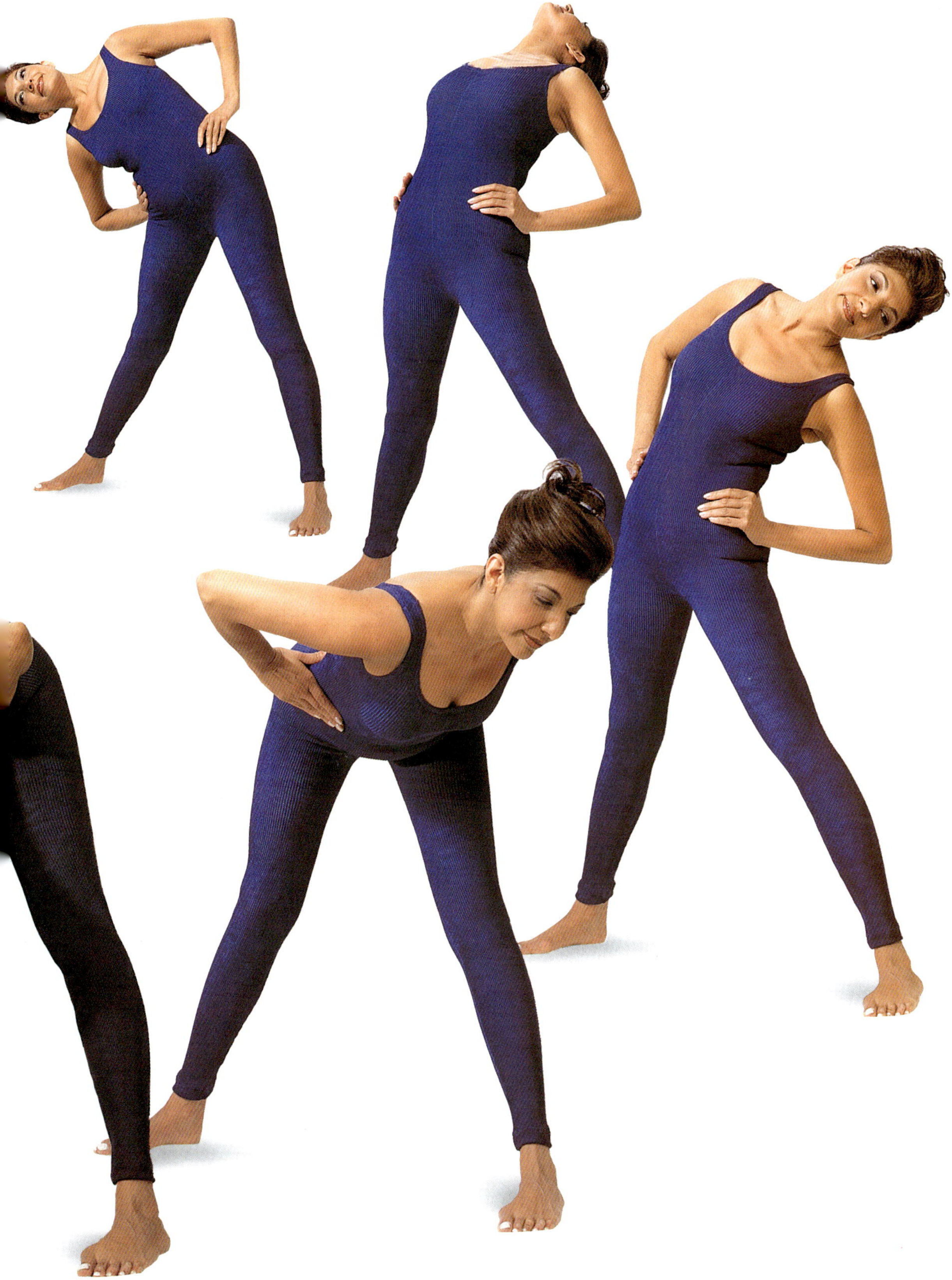

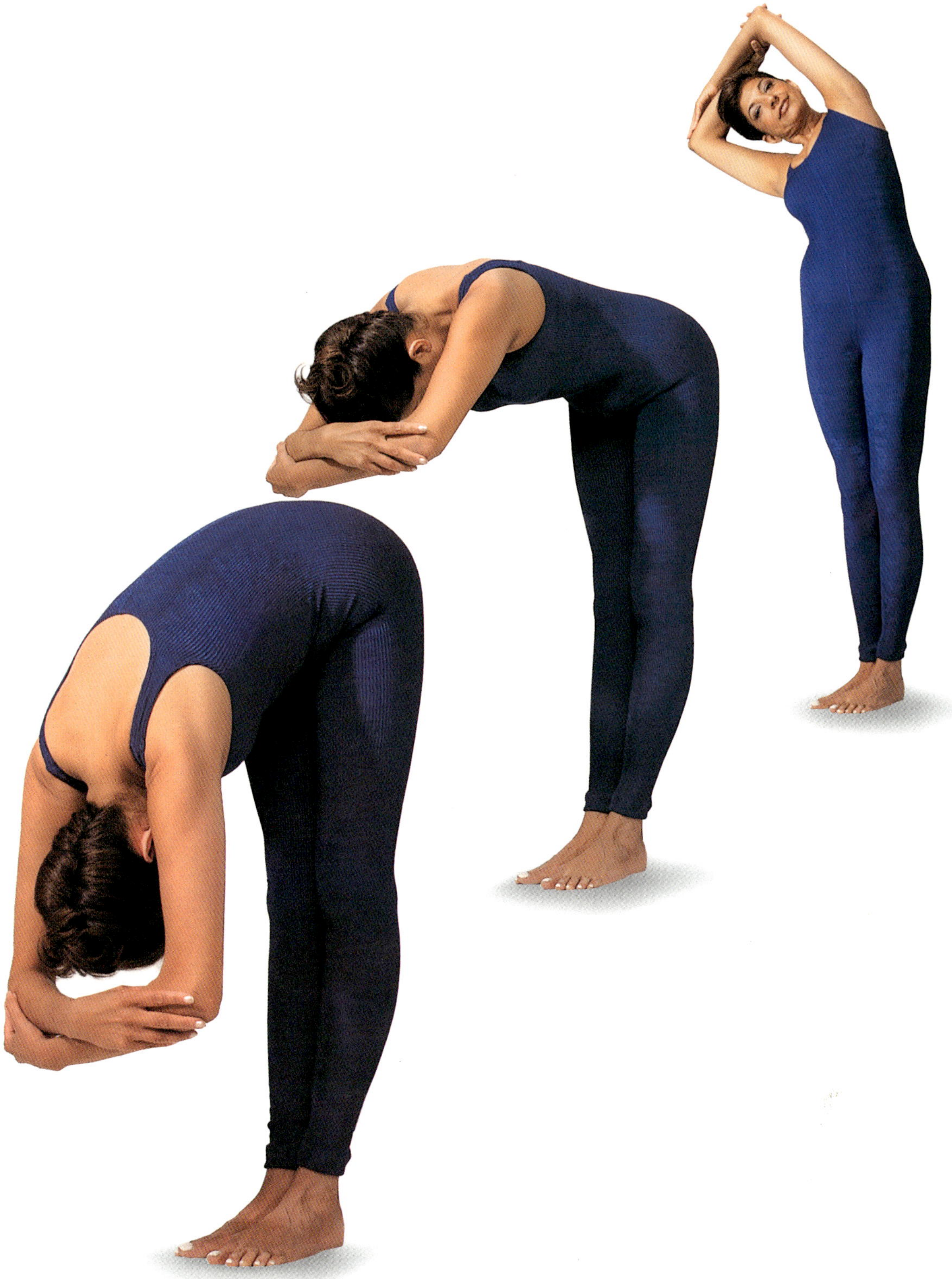

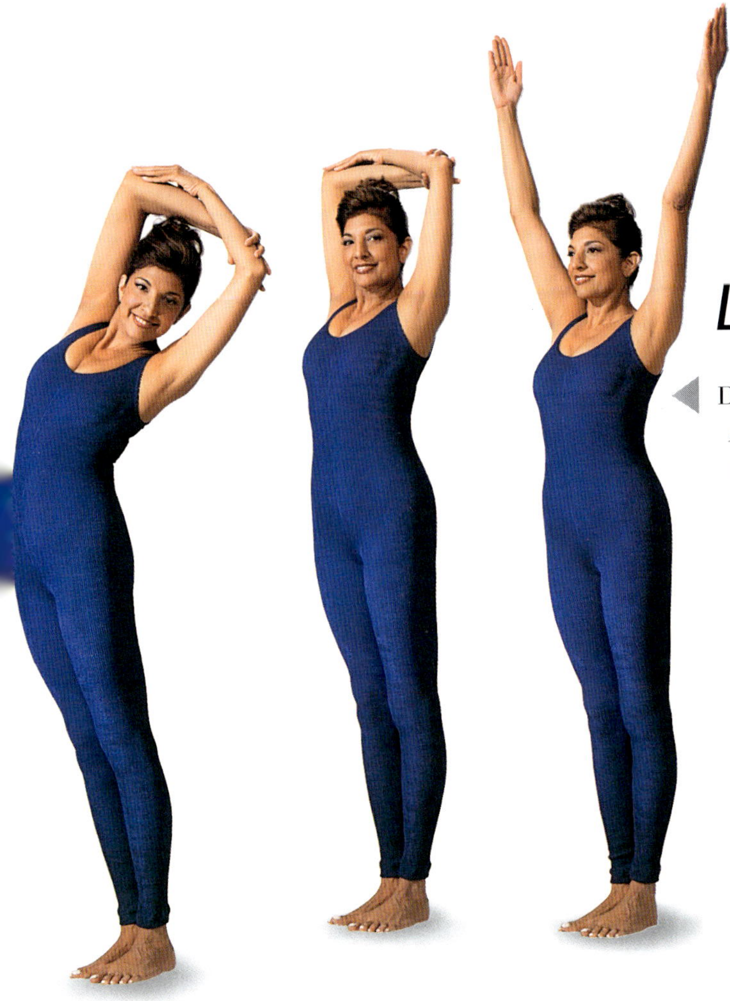

IM BÜRO

Langsames Dehnen

Die meisten Menschen verbringen ihren Arbeitsalltag über einen Schreibtisch gebeugt. Dies führt meist zu Rückenschmerzen, Erschöpfung, Langeweile und Versagensängsten, wenn das Arbeitspensum nicht erfüllt werden kann. Die beste Möglichkeit, dies zu beheben, ist die Stärkung des Energiehaushalts und die Beruhigung des Nervensystems. Wenn man nichts gegen Spannung und Streß unternimmt, wird der Körper reagieren und die Wirbelsäule wird steif werden. Sie können dies vermeiden, wenn Sie an einem geeigneten Platz diese Übung ausführen. Das Dehnen löst Muskelverspannungen in Nacken und Schultern, und die Vorwärtsbeuge beruhigt und belebt das Nervensystem.

Stellen Sie sich aufrecht hin, die Füße zusammen. Atmen Sie tief ein, werfen Sie die Arme über den Kopf, die Handflächen zeigen nach vorn. Lassen Sie dabei die Schultern unten und den Kopf zwischen den Armen. Ausatmen und kurz halten. ▸Die Arme verschränken, die Ellbogen fassen und sie hinter die Ohren bringen. ▸Einatmen und bei der Ausatmung nach links strecken, Hüfte und Füße zeigen nach vorne. Normal atmen und kurz halten. Einatmen und zur Mitte zurückkommen. ▸Ausatmen, und die Dehnung auf der rechten Seite wiederholen. Ruhig weiteratmen. ▸Dann mit geradem Rücken die Wirbelsäule nach vorne strecken. ▸Nach unten hin entspannen, tief atmen und den Kopf bis zu den Knien bringen. Die Augen schließen, 10 Sekunden halten, danach einatmen und zur Ausgangsposition zurückkommen. Die Übung wiederholen.

AUF REISEN
Hände und Füße

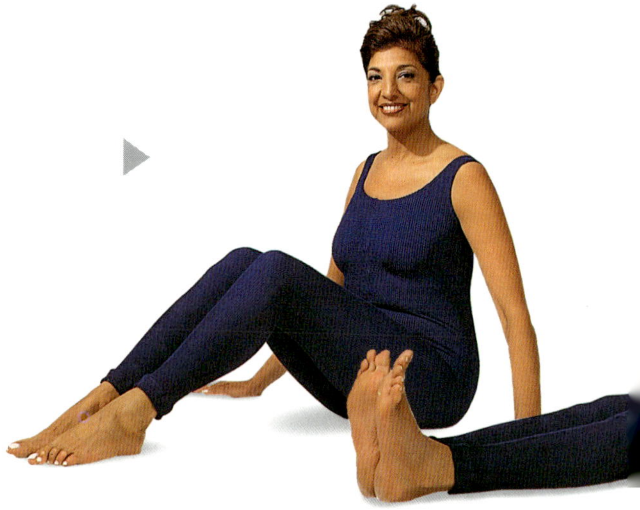

Wenn man auf einer Reise im Bus, Flugzeug oder Zug lange stillsitzen muß, wird der Körper steif, und man fühlt Erschöpfung und Lethargie. Auf diesem engen Raum ist es jedoch sehr schwierig, die schmerzenden Muskeln zu bewegen, ohne die anderen Passagiere zu stören. Diese Übung hilft Ihnen, Spannungen im Gebiet des Ischiasnervs im Rücken zu lösen und den Blutkreislauf während des langen Sitzens anzuregen. Die sanften Bewegungen mit den Füßen helfen auch bei Taubheit, den „Nadeln“ in den Füßen, die viele Leute verspüren, wenn sie längere Zeit in einer beengten Position ausharren müssen.

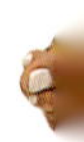

Strecken Sie während des Sitzens die Beine aus, und beugen Sie die Zehen nach oben. (Falls der Raum zu beengt ist, führen Sie die Übung in der normalen Sitzhaltung durch). ▸Strecken Sie die Zehen aus, und kreisen Sie die Füße zuerst nach rechts und dann nach links. ▸Die Zehen immer noch ausgestreckt, kreuzen Sie nun die Knöchel, und rollen Sie sich auf der linken Hüfte so weit Sie können. ▸Kommen Sie dann zur Mitte zurück, und rollen Sie auf der rechten Hüfte so weit Sie kommen. ▸Lösen Sie nun die Füße, setzen Sie sich aufrecht hin und halten Sie die gebeugten Arme über den Kopf. ▸Schütteln Sie Arme und Hände aus, um Spannungen zu lösen und den Kreislauf zu verbessern. Schütteln Sie beide Arme, bis die Hände wieder in Höhe der Hüften sind. Wiederholen Sie die Übung, falls nötig.

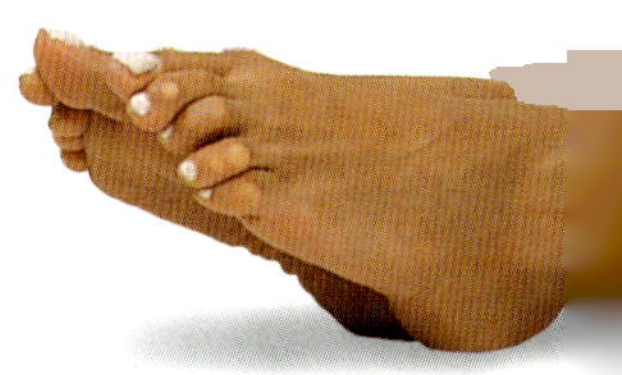

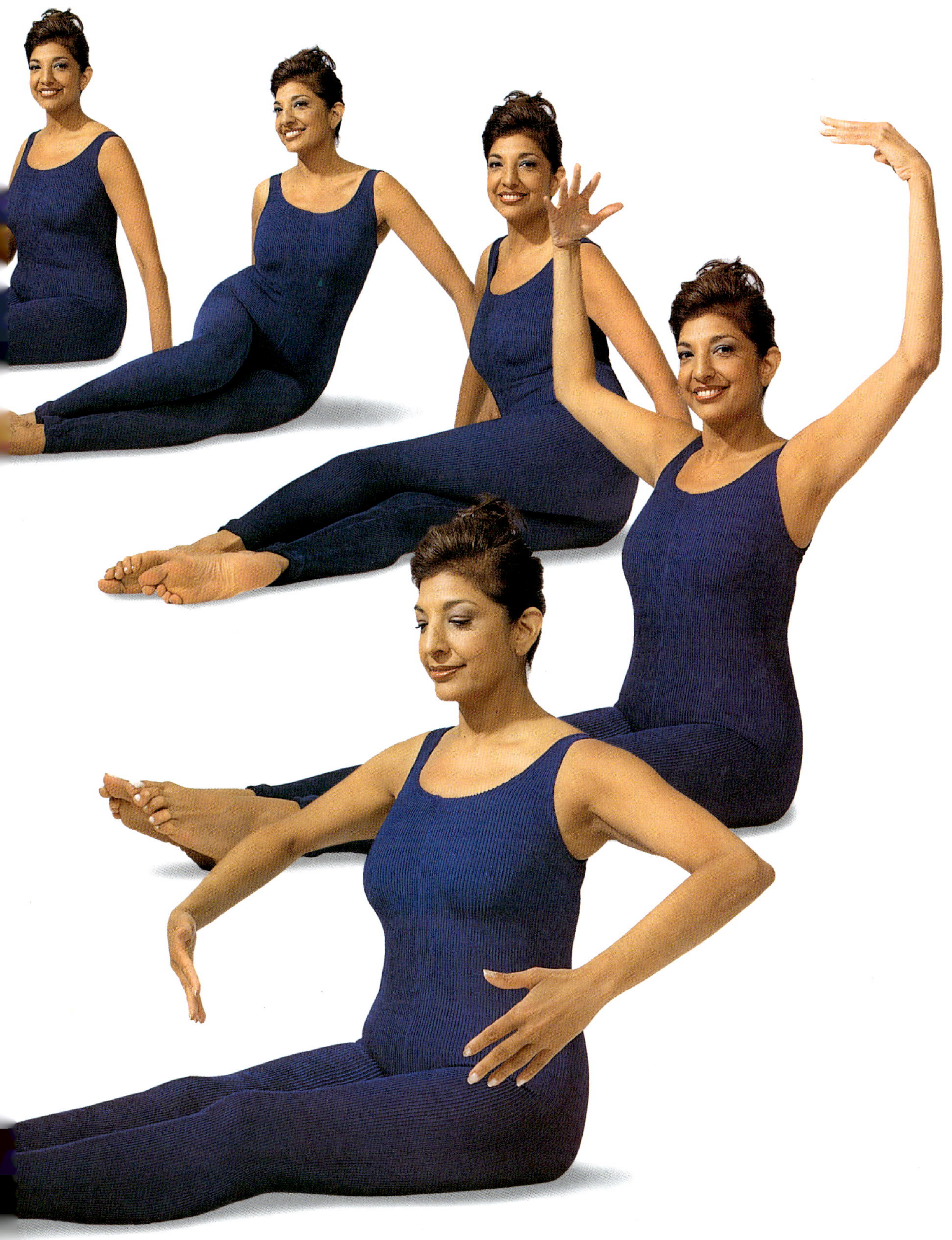

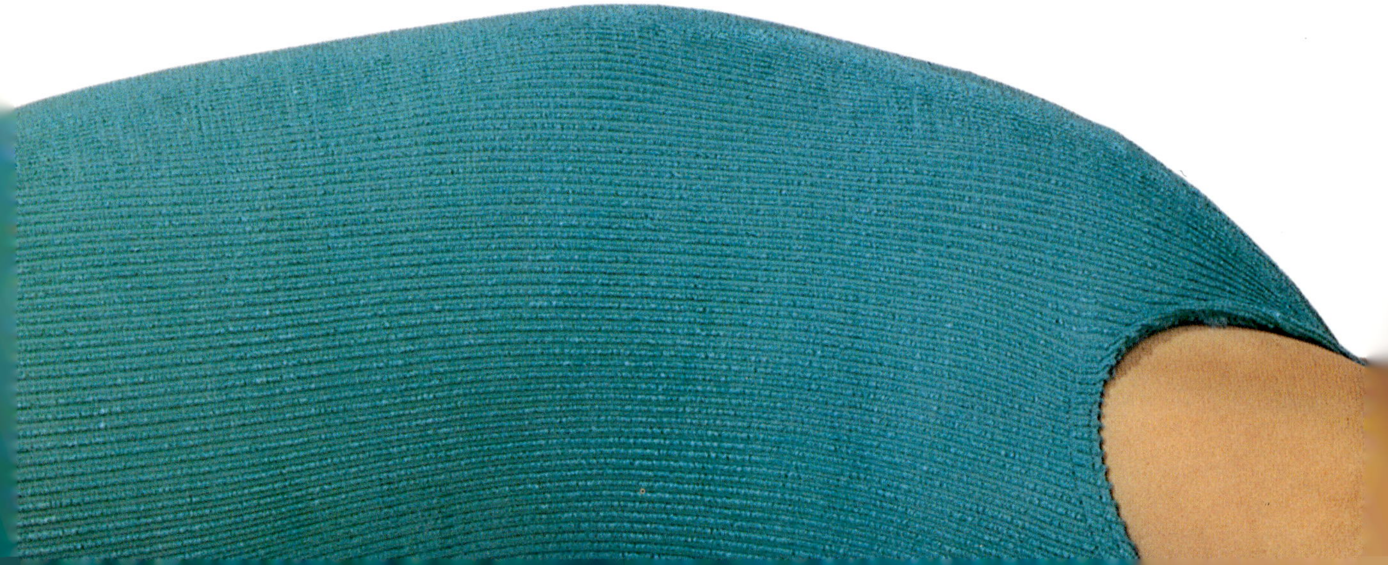

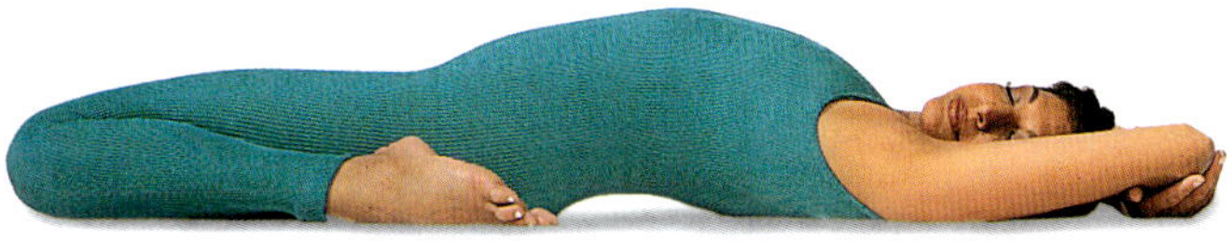

Die Kunst der Entspannung

Die Übungen in diesem Kapitel zeigen Ihnen, wie Sie Nerven und Nervensystem beruhigen können. Der Streß setzt sich im Körper fest; durch eine Reihe fließender Bewegungen sollen die entstandenen Verspannungen gelöst werden. Streß kann vor allem im Nacken, in den Schultern und im unteren Rücken Steifheit verursachen, was zu einer schlechten Haltung führt. Verspannungen und Streß setzen sich unbewußt im Körper fest. Sobald sich die Menschen ihrer physischen Verfassung bewußt werden, versuchen sie, sich zu entspannen und ihr Gleichgewicht zu finden, denn das ist der natürliche Zustand. Yoga ist das ideale Mittel für die Entspannung, denn es lehrt, sich vom Rest der Welt zu lösen, in die tieferen Bereiche des Geistes zu gehen und dort andauernden inneren Frieden zu finden. In tiefer Entspannung werden die Nervenenden gekräftigt, das Nervensystem arbeitet besser. Der Sinn der Übungen im ersten Teil dieses Kapitels liegt darin, Spannungen in ganz bestimmten Muskelgruppen zu lösen. Die Umkehrstellungen, wie die Schulterstandvariation, beruhigen das Nervensystem. Wenn der Kopf nach vorne fällt, wie in der Vorwärtsdehnung, breitet sich sofort ein Gefühl der Ruhe aus. In der Totenstellung verlangsamt sich der Stoffwechsel. Sie sollten die Übungen an einem warmen, ruhigen Platz durchführen.

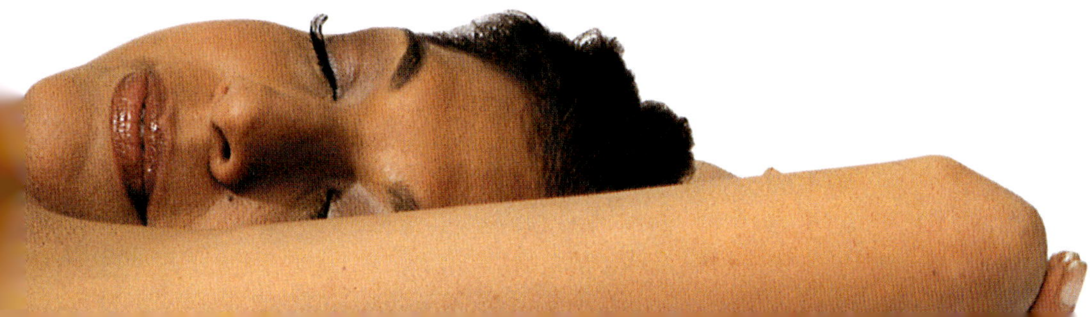

Schulter-übungen

Wenn man sehr gestreßt und aufgeregt ist, setzt sich die Anspannung im Körper fest, vor allem im Nacken und in den Schultern. Die einzige Möglichkeit, diese Steifheit zu lösen, besteht darin, die Bewegungen zwischen Nakken und Schultern zu verstärken und dabei tief und gleichmäßig zu atmen. Bei dieser Übung ist es sehr wichtig, den Kopf gerade und in vollkommener Ausrichtung mit dem Rücken und Nacken zu halten. Konzentrieren Sie sich beim Einatmen auf die angespannten Muskeln, und stellen Sie sich beim Ausatmen vor, wie die Spannung aus dem Körper entweicht. Jeder Mensch entwickelt Verspannungen an verschiedenen Stellen. Visualisieren Sie diese Gebiete, Sie werden erstaunt sein, wie schnell Sie sich entspannen.

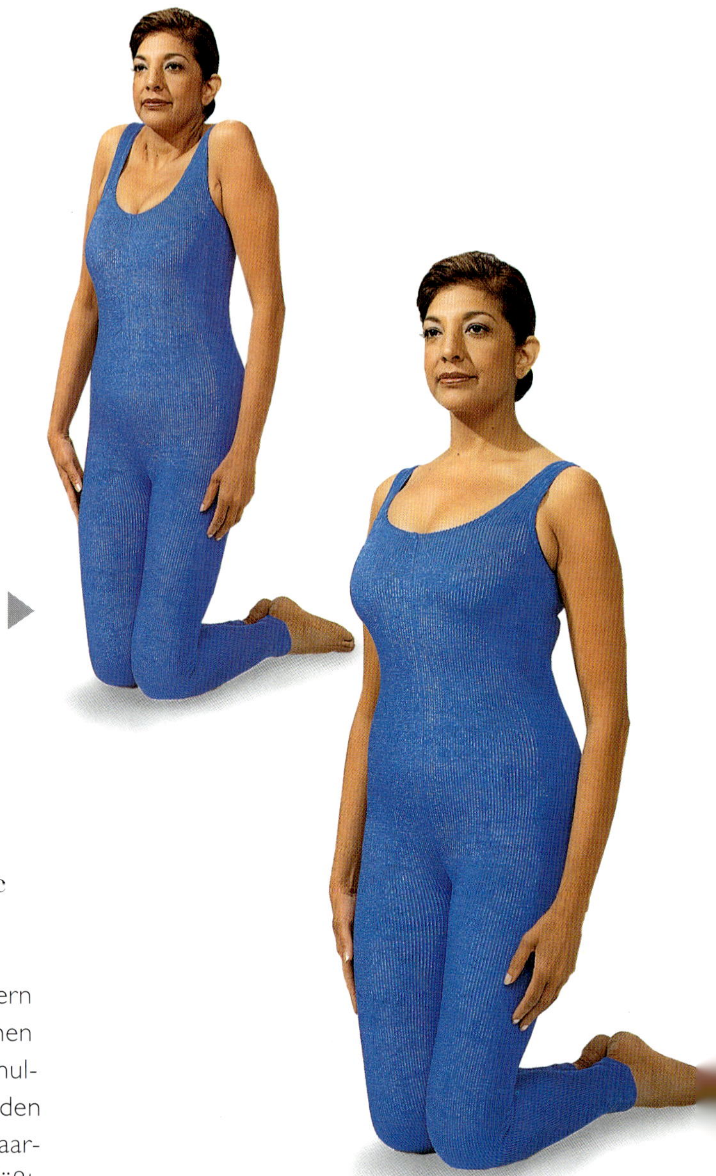

Auf den Boden knien, einatmen, und die Schultern bis zu den Ohren hochziehen. ▸Beim Ausatmen die Schultern nach unten fallen lassen, die Schulterblätter zusammenschieben und dabei den Brustkorb öffnen. Wiederholen Sie das ein paarmal, bis Sie spüren, daß die Verspannung nachläßt. Tief atmen, damit der Prozeß beschleunigt wird. ▸Dann einatmen und die Schultern wieder nach oben ziehen. ▸Beim Ausatmen die Schultern in einer Kreisbewegung nach hinten bringen. ▸Die Übung wiederholen, indem Sie beim Einatmen die Schultern nach vorn und oben bewegen und beim Ausatmen nach hinten und unten. Die Bewegungen sollten flüssig und anmutig sein. Bei den Übungen sollten Sie stillhalten und sich auf Nacken und Schultern konzentrieren.

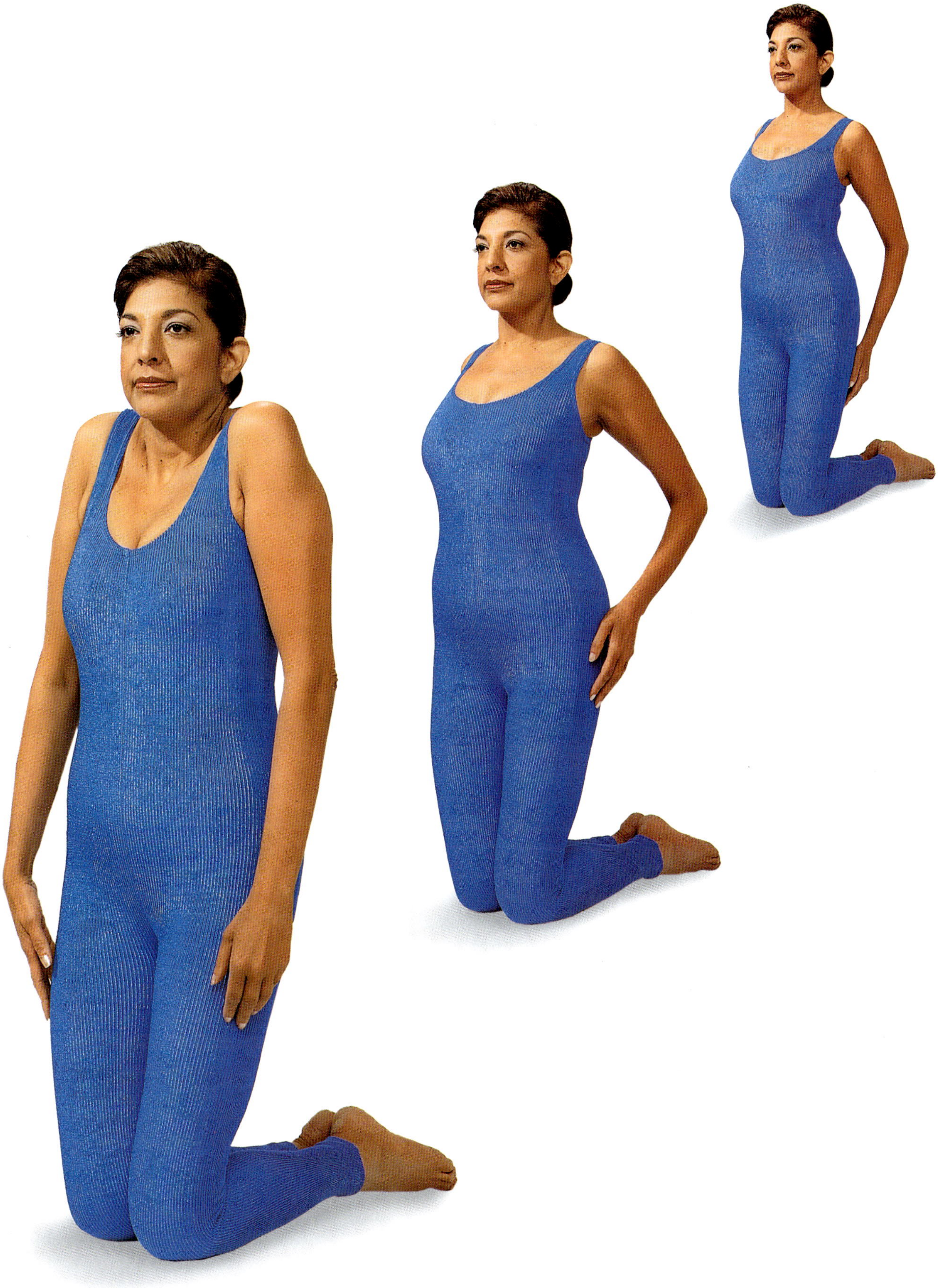

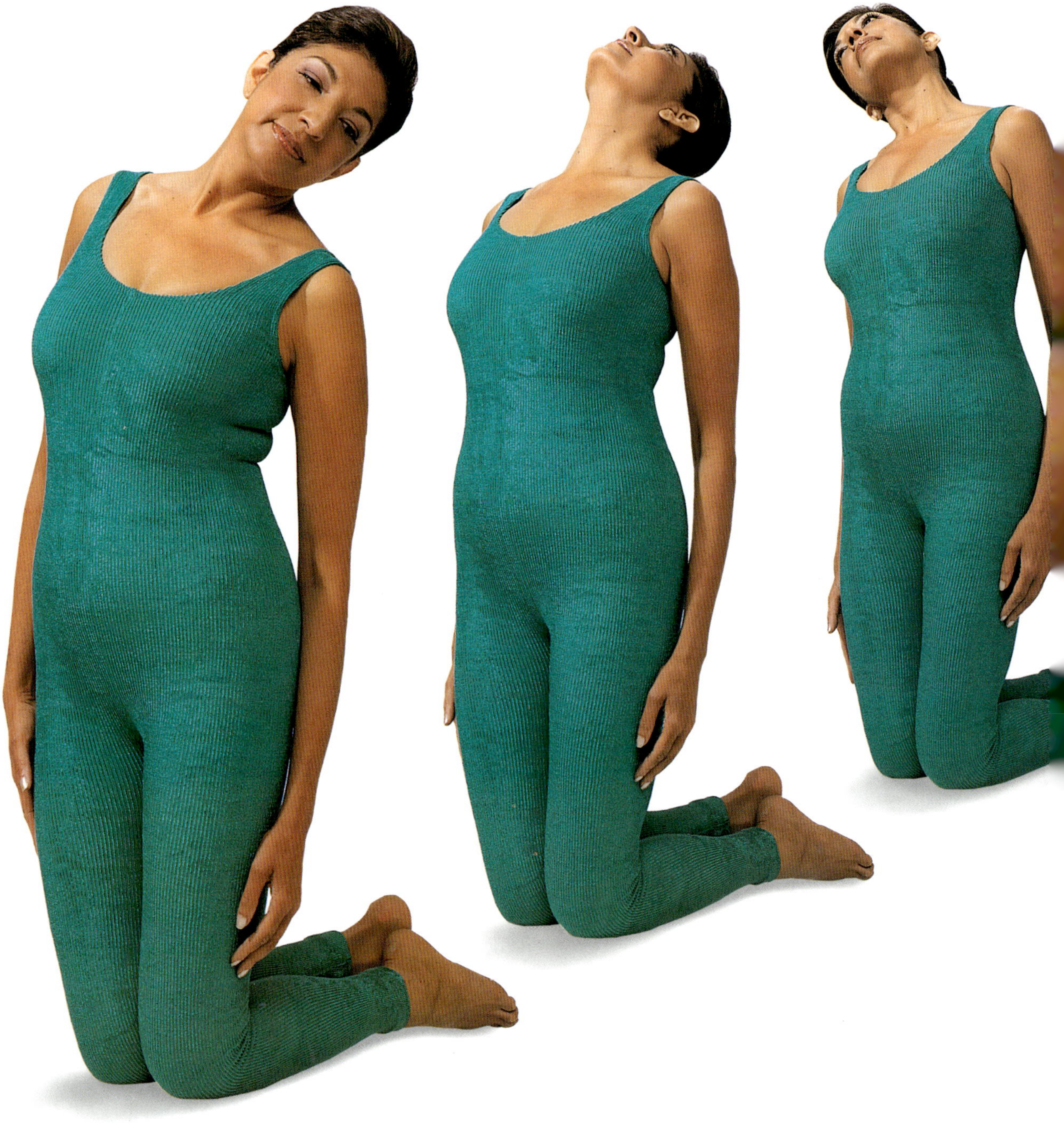

Kopfkreisen

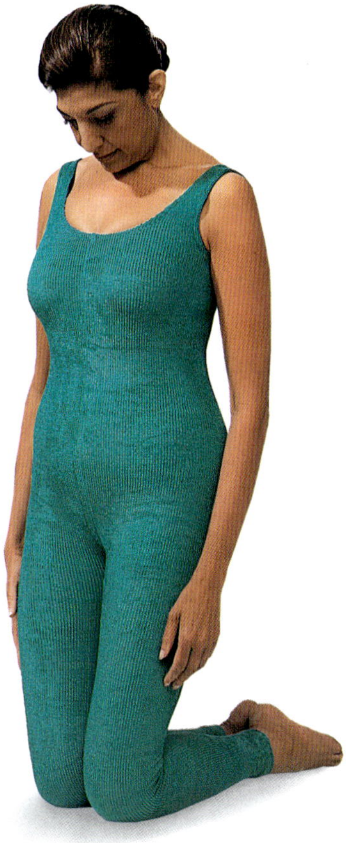

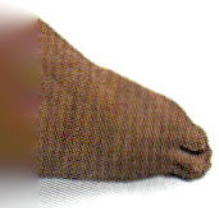

Vollkommene Stellung auf Seite 32

Mit diesem Kopfkreisen werden nicht nur Spannungen in Schultern und Nacken, sondern auch im oberen und mittleren Teil des Rükkens gelöst. Halten Sie den Oberkörper ruhig, und bewegen Sie Ihren Kopf in alle Richtungen. Menschen, deren Oberkörper stark verspannt ist, können beim Kopfkreisen Schmerzen verspüren. Wenn Sie einen stechenden Schmerz fühlen, sollten Sie sofort aufhören; wahrscheinlicher ist aber ein dumpfer Schmerz. Sobald Sie sich unbehaglich fühlen, halten Sie in der Stellung inne, und atmen Sie tief in den Schmerz hinein, bis er verschwindet. Durch das natürliche Gewicht des Kopfes, der gleichmäßig in alle Richtungen kreist und dadurch den Streß lindert, können eingeklemmte Nerven und harte Muskeln gelöst werden. Lassen Sie Ihren Kopf sehr sorgfältig kreisen und lassen Sie dabei die Schulterblätter unten, um die Dehnung zu erhöhen. Konzentrieren Sie sich auf eine tiefe und gleichmäßige Atmung.

Knien oder sitzen Sie aufrecht in der vollkommenen Stellung; achten Sie darauf, daß der Kopf korrekt auf Nacken und Rücken ausgerichtet ist, bevor Sie mit dem Kopfkreisen beginnen. Lassen Sie dann Ihr Kinn auf die Brust fallen. ▸Atmen Sie tief ein, und rollen Sie den Kopf in einer Kreisbewegung zur rechten Schulter. ▸Weiter einatmen, und den Kopf so weit wie möglich nach hinten fallen lassen, ohne die Schultern und den Oberkörper zu bewegen. ▸Langsam ausatmen, den Kopf zur linken Schulter hin kreisen und dann das Kinn langsam zur Brust zurückbringen. Wiederholen Sie dieses Kopfkreisen noch einmal in Uhrzeigerrichtung und dann zweimal entgegen dem Uhrzeiger.

Erstes leichtes Aufwärmen

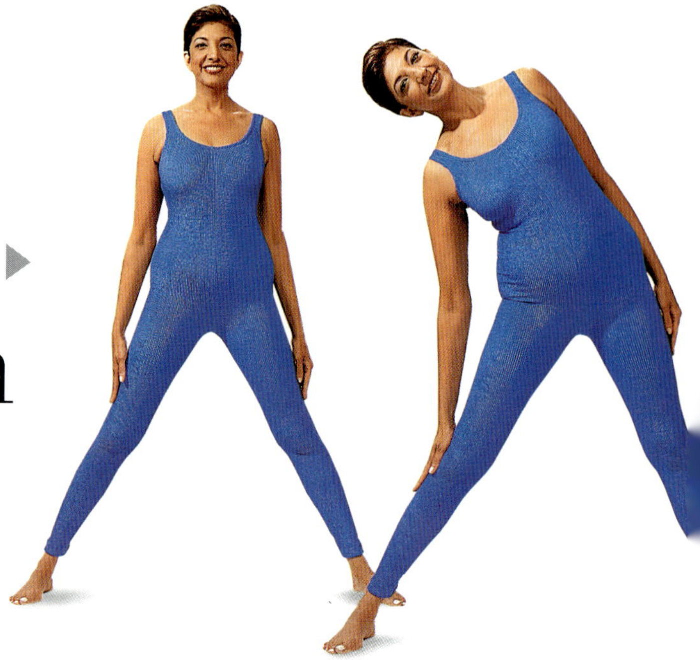

Durch das Dehnen des Körpers werden die Spannungen in den einzelnen Muskelgruppen am besten gelöst – solange der Körper nicht von Spannungen befreit wird, ist die Energie blockiert und kann nicht frei durch den Körper fließen. Im Yoga werden die Muskeln der Länge nach gestreckt, um einen gut geformten und kräftigen Körper zu erhalten. Beim Beugen und Drehen werden Blockierungen gelöst, der Körper wird dadurch flexibler und entspannter. Denken Sie daran, daß Sie sich nicht zwingen dürfen – Yoga ist ein sanfter Bewegungsfluß.

Beginnen Sie mit der Aufwärmübung in einer aufrechten Haltung, die Beine 1–1,2 m auseinander, die Zehen zeigen nach vorne. Legen Sie die Arme an die Seite und nehmen Sie die vollkommene Stellung ein. ▸Einatmen und sanft nach rechts lehnen, halten Sie die Wirbelsäule, Nacken und Kopf in einer Linie. Ausatmen, die Stellung halten, und den Atem vertiefen. ▸Atmen Sie ein, und lassen Sie sich vom Körpergewicht noch weiter dehnen. Ausatmen, normal weiteratmen und die Dehnung vom linken Fuß bis in die rechte Hand spüren. 5–10 Sekunden halten. ▸Die rechte Hand an das linke Bein legen und mit der Drehung beginnen. ▸Tief einatmen, mit der rechten Hand den linken Knöchel fassen und ganz drehen. Ausatmen, tief weiteratmen und über die linke Schulter schauen. 10 Sekunden halten. Danach die Übung auf der anderen Seite durchführen.

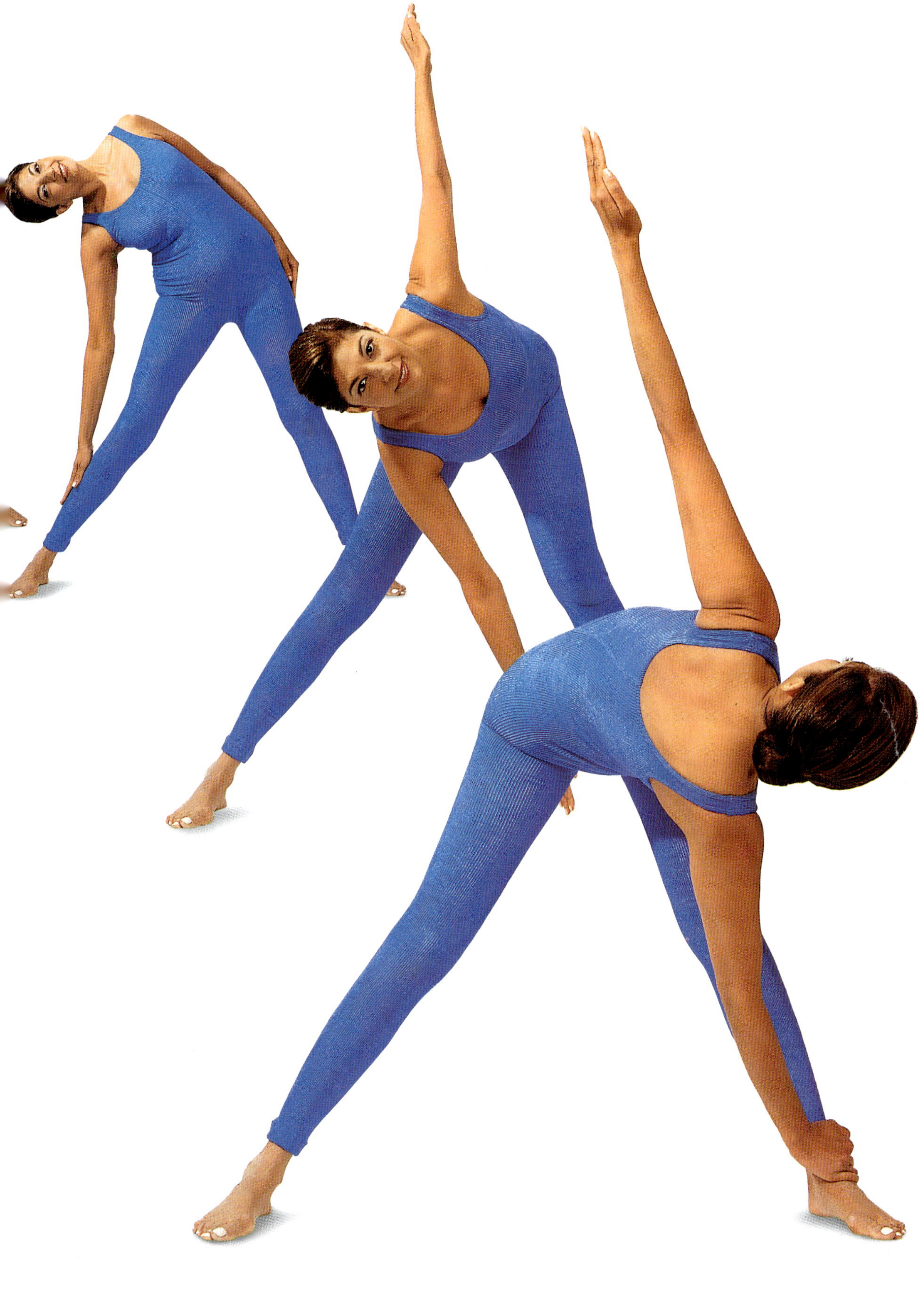

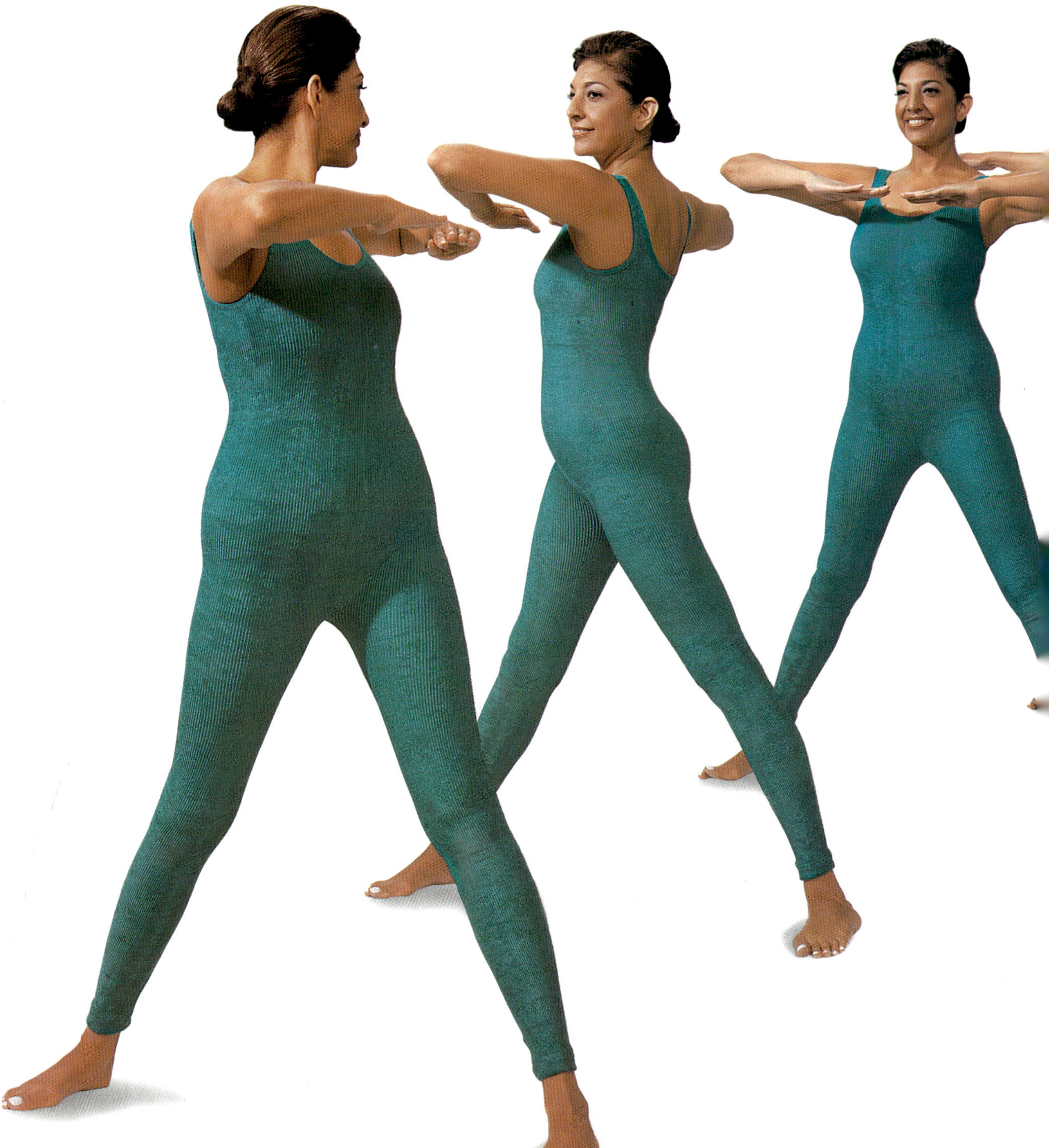

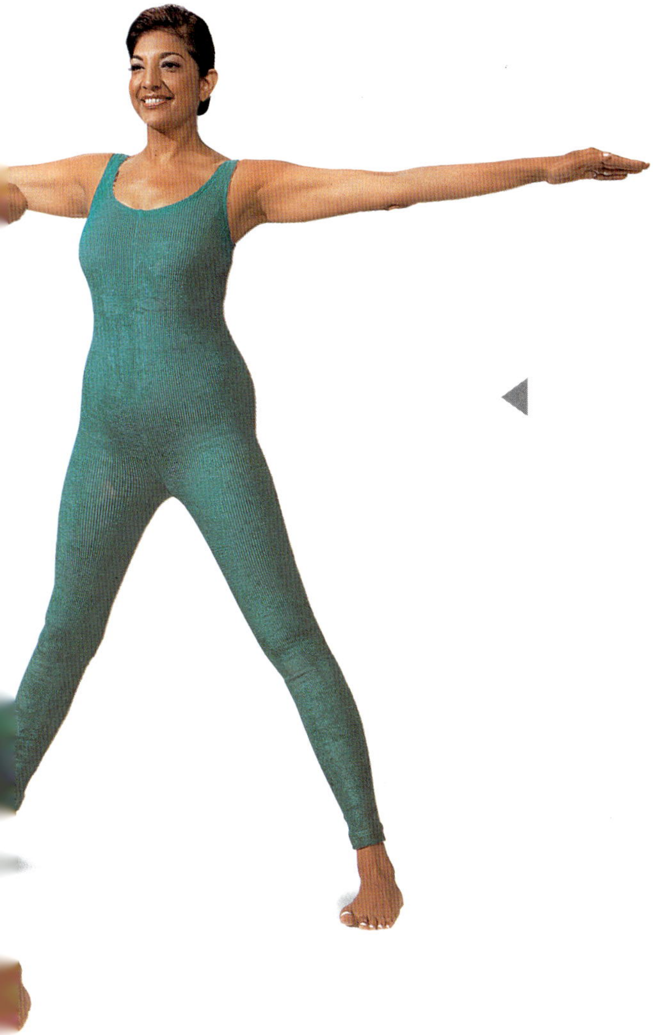

Zweites leichtes Aufwärmen

Das Drehen des Körpers von einer Seite zur anderen löst Spannungen im oberen und unteren Rücken, aber auch in den Beinen und Hüften. Es ist sehr wichtig, den Unterkörper ruhig zu halten, so daß Sie sich ab der Taille frei drehen können. Dies ist eine sehr einfache Bewegung, die aber sehr gut wirkt. Sie hilft, Giftstoffe zu lösen, kräftigt die Wirbelsäule und dehnt die hintere Seite der Beine. Halten Sie den Kopf in einer Linie mit der Wirbelsäule. Es kann sein, daß Sie leicht schwanken; Sie können das aber vermeiden, wenn Sie sich mit den Fersen fest verankern und die Zehen in den Boden drücken.

Stellen Sie sich aufrecht hin, die Beine 1–1,2 m auseinander, die Zehen zeigen nach vorne. Strecken Sie die Arme an den Seiten aus, die Handflächen zeigen nach unten. ▸Beugen Sie die Ellbogen, und halten Sie die Arme in Höhe der Brust. Die Schulterblätter bleiben unten. ▸Einatmen, den Oberkörper nach rechts drehen, und dabei über die linke Schulter schauen. ▸Einatmen, ausatmen, den Kopf drehen und über die rechte Schulter schauen. Drehen Sie sich jetzt wieder in die Mitte, dann auf die linke Seite, und schauen Sie dabei über die rechte Schulter. Ausatmen, einatmen, den Kopf drehen und über die linke Schulter schauen. Wiederholen Sie die ganze Übung mindestens 5–10mal.

Rückenrolle

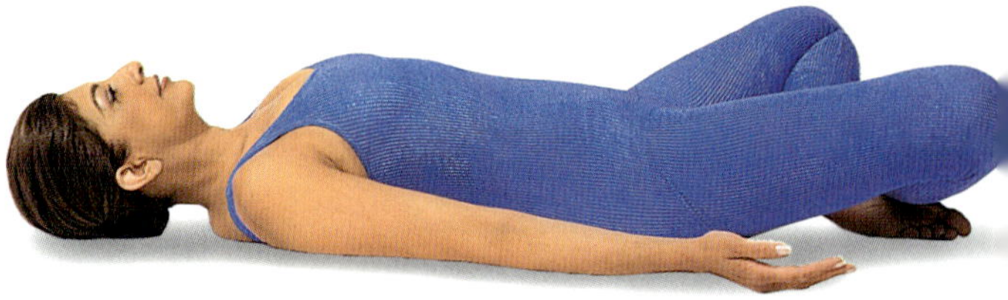

Diese Rückenrolle hilft, Verspannungen im Rücken zu lösen. Falls Sie unter Rückenschmerzen leiden, ist dies die einfachste und sicherste Übung, die Schmerzen zu beheben. Auch wenn Sie sich erschöpft fühlen und einen kleinen Energieschub nötig haben, kann diese Übung in Kombination mit tiefer Atmung das gesamte Körpersystem auffrischen. Wenn Sie dabei die Beine über den Kopf nehmen, beruhigt sich das ganze Nervensystem. Es fällt Ihnen zu Beginn sicher schwer, die Beine bis über den Kopf zu bringen, aber lassen Sie beim sanften Rollen einfach Ihr natürliches Körpergewicht auf Beine und Rückgrat wirken. Anfangs können Sie sich mit den Handflächen am Boden abstützen, aber mit einiger Übung wird Ihre Wirbelsäule biegsam.

Legen Sie sich auf den Boden, die Beine ausgestreckt, die Arme an den Seiten. Tief atmen, und die Entspannung im Körper fühlen. Beine anwinkeln, Knöchel überkreuzen und Handflächen nach oben drehen; die Augen bleiben geschlossen. ▸Nehmen Sie die Knie hoch zur Brust, und halten Sie mit ausgestreckten Armen die Zehen fest. Einatmen, und langsam Knie und Oberschenkel zur Brust bringen. ▸Bauchmuskeln einziehen und versuchen, die Beine über den Kopf zu bringen. ▸Nach hinten rollen und die Wirbelsäule dehnen. Die Knie bleiben nahe an den Ohren, Nacken- und Schultermuskulatur sind entspannt. Ausatmen, tief weiteratmen, und die Stellung mindestens 30 Sekunden halten. Wiederholen Sie die Übung einige Male, bis Ihr Körper vollkommen ruhig und entspannt ist.

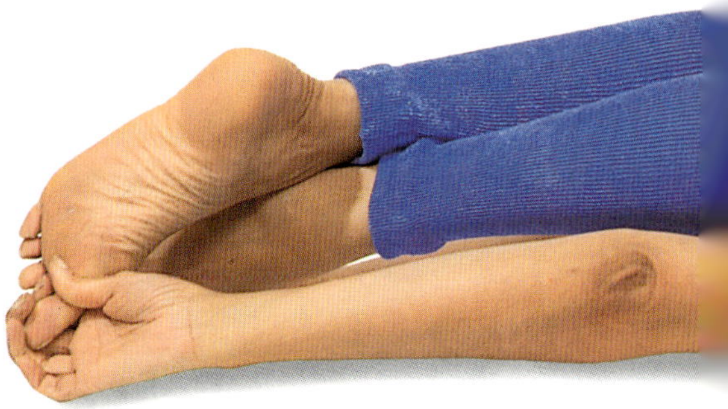

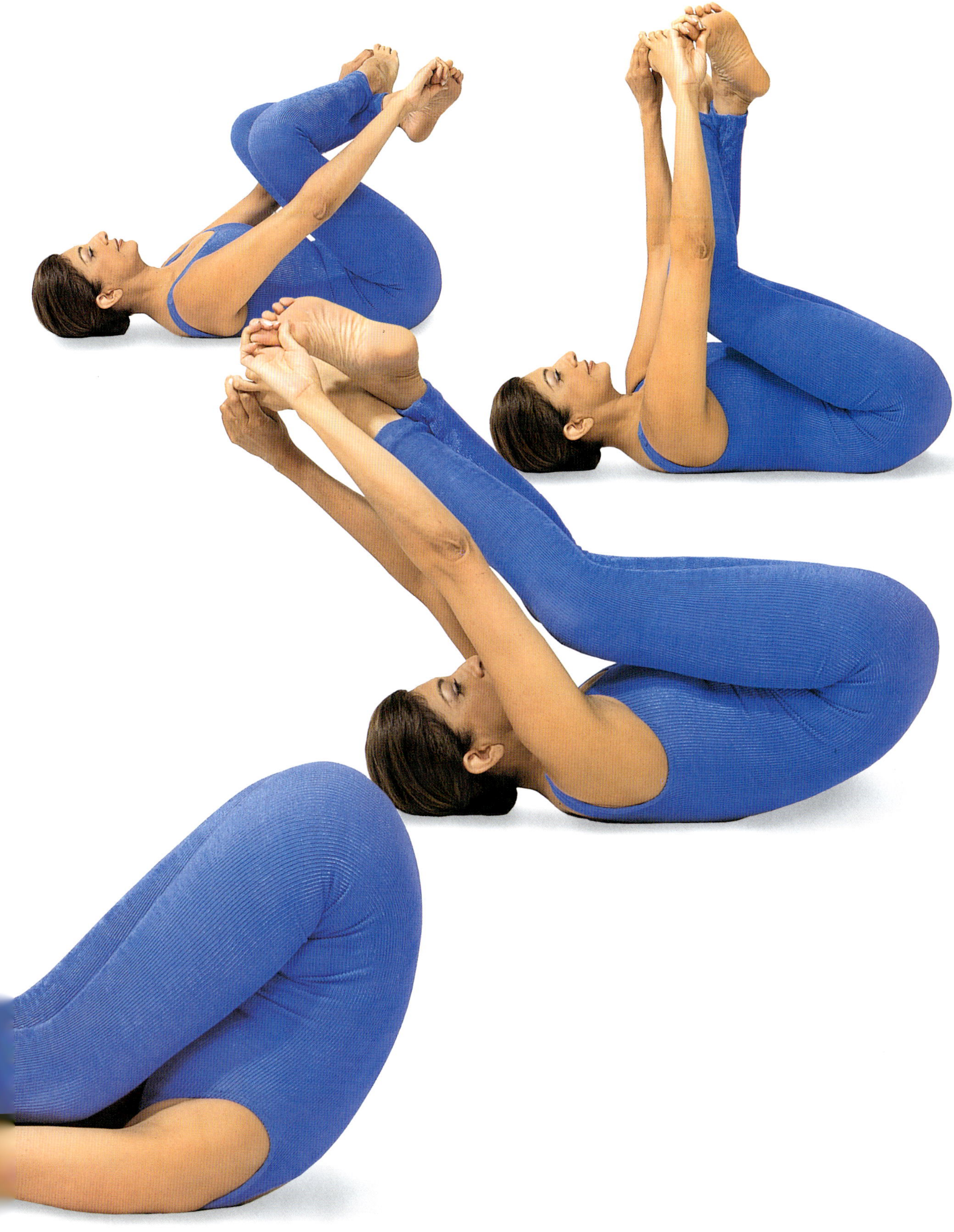

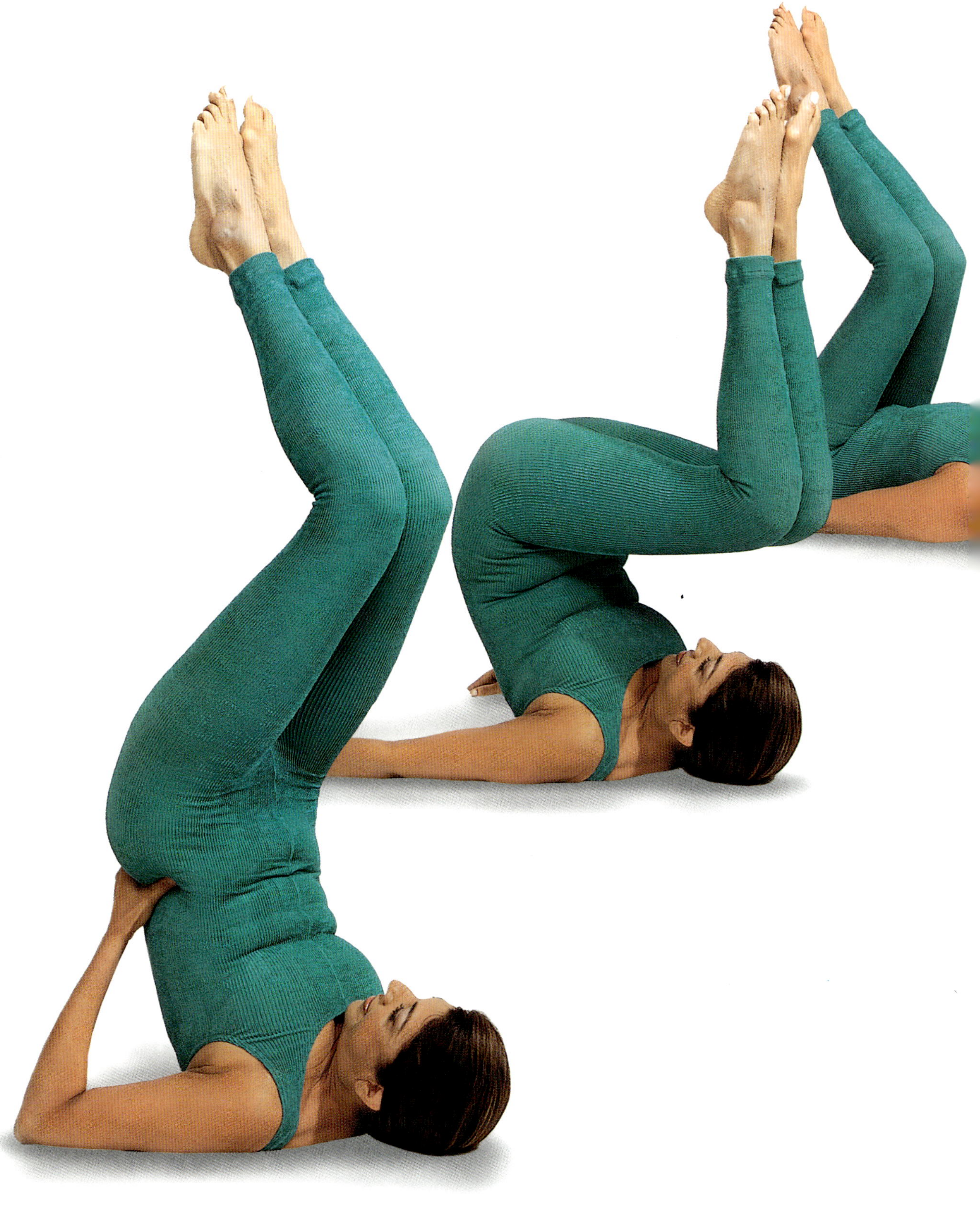

Schulter-stand-variation

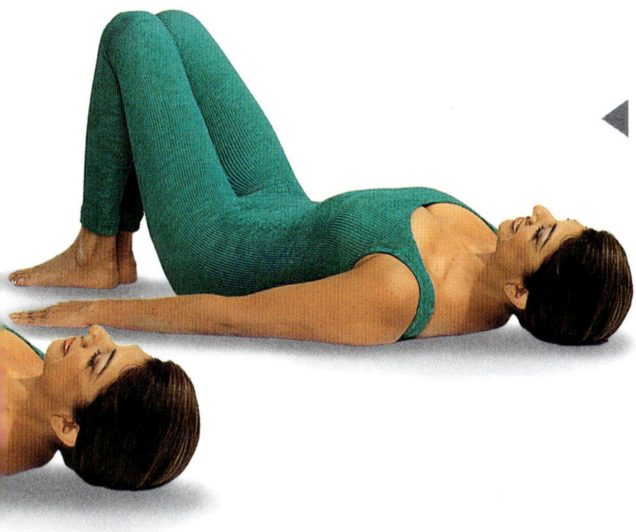

Der Schulterstand reguliert den Stoffwechsel und den Hormonhaushalt. Menschen, die regelmäßig unter Streß leiden, haben oft Stimmungs- und Gewichtsschwankungen. Mit dieser Übung können Sie das Gewicht gleichmäßig halten und den Geist beruhigen. Die Hypophyse und die Schilddrüse gehören zu den wichtigsten Drüsen im Körper. Nach den Yogaschriften wird durch das Drücken des Kinns auf den Brustkorb die Schilddrüse zur Normalfunktion stimuliert. Wenn Ihre Beine über dem Kopf stehen, fließt das Blut nach unten durch alle Organe und führt den Körperzellen mehr Sauerstoff zu. Das erfrischt und entspannt den ganzen Körper.

Legen Sie sich mit ausgestreckten Beinen auf den Boden, die Hände an der Seite. Winkeln Sie die Knie an, stellen Sie die Füße auf den Boden und drehen Sie die Handflächen nach unten. ▸Bringen Sie die Knie hoch zur Brust, und heben Sie die Wirbelsäule vom Boden, indem Sie die Handflächen in den Boden drücken. ▸Unterstützen Sie Ihren Rücken mit den Händen in der Taille, und heben Sie dann die Beine an. Drücken Sie das Kinn auf die Brust. Ausatmen, weiteratmen und die Stellung halten. Versuchen Sie 30–60 Sekunden stillzuhalten. Mit der Ausatmung kommen Sie langsam mit dem Rücken und den Beinen wieder auf den Boden. Atmen Sie weiterhin tief und regelmäßig. Bei Unbehagen machen Sie die Rückenrolle (s. S. 66–67).

Drehsitz

Diese einfache Drehübung stärkt die Wirbelsäule und löst Giftstoffe aus dem Körper. Je flexibler die Wirbelsäule ist, desto mehr können Sie sich drehen. Es ist wichtig, gerade zu sitzen, damit die Wirbelsäule korrekt ausgerichtet ist. Menschen mit einem schwachen Rücken können in der Lendengegend einen dumpfen Schmerz verspüren. Wenn sich die dortigen Muskeln erst entwickelt haben, wird es eher unangenehm sein, nicht aufrecht zu sitzen. Die Intensität der Drehung ist spürbar, wenn nur die Wirbelsäule sich dreht und die Hüften fest bleiben. Das Schönste an den Drehungen ist, daß es keine Endstellung gibt. Fordern Sie sich selbst heraus, indem Sie sich jedesmal ein bißchen weiterdrehen.

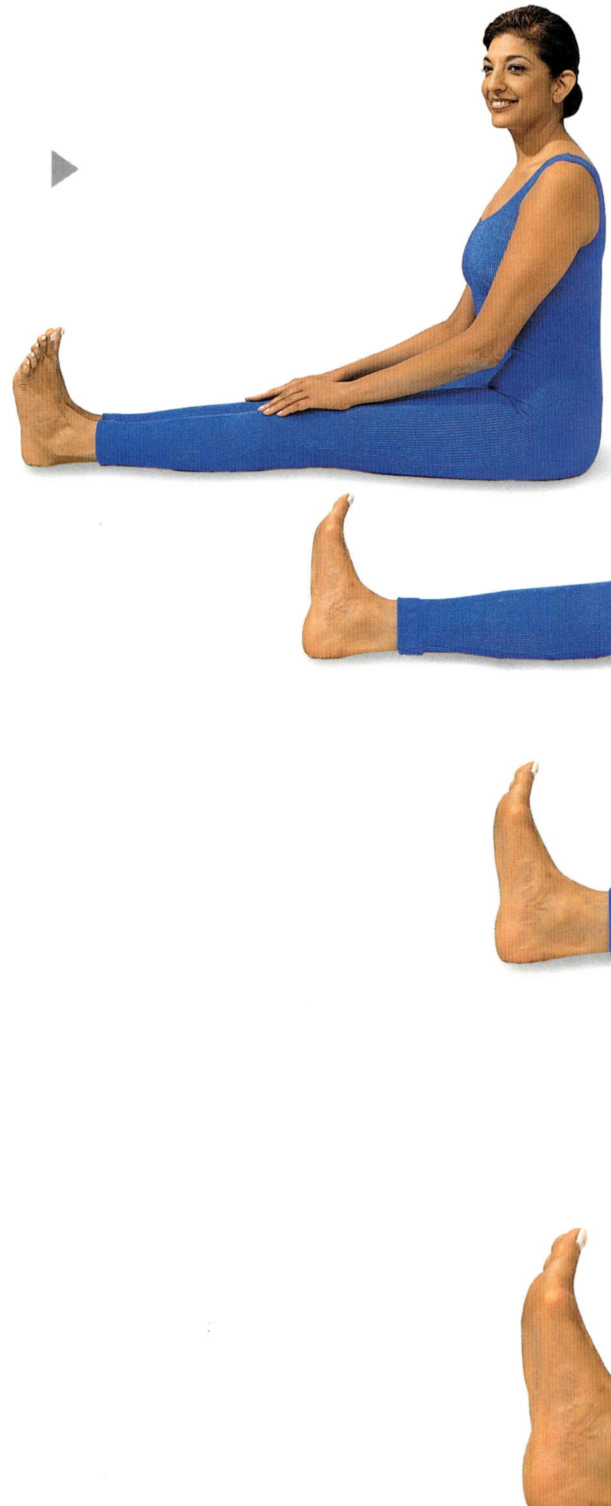

Setzen Sie sich mit ausgestreckten Beinen so aufrecht wie möglich auf den Boden, die Zehen zeigen in Richtung Kopf. Winkeln Sie Ihr linkes Bein an, und ziehen Sie den Fuß mit beiden Händen so nah wie möglich zu sich hin. Wenn Sie spüren, daß der Rücken krumm wird, stellen Sie Ihren Fuß weiter nach vorne. ▸Der rechte Arm hält das linke Bein, das linke Knie liegt im Ellbogen, um den Griff zu verstärken. ▸Die linke Hand wird mit der Handfläche nach oben auf den unteren Rücken gelegt. Einatmen, so weit wie möglich drehen und dabei über die linke Schulter schauen. Ausatmen, normal weiteratmen, und die Drehung verstärken. Um die Stellung zu lösen, halten Sie das Bein weiterhin fest und drehen sich langsam wieder nach vorne. In die Ausgangsposition zurückkehren, die Übung auf der anderen Seite wiederholen und dann zweimal auf jeder Seite.

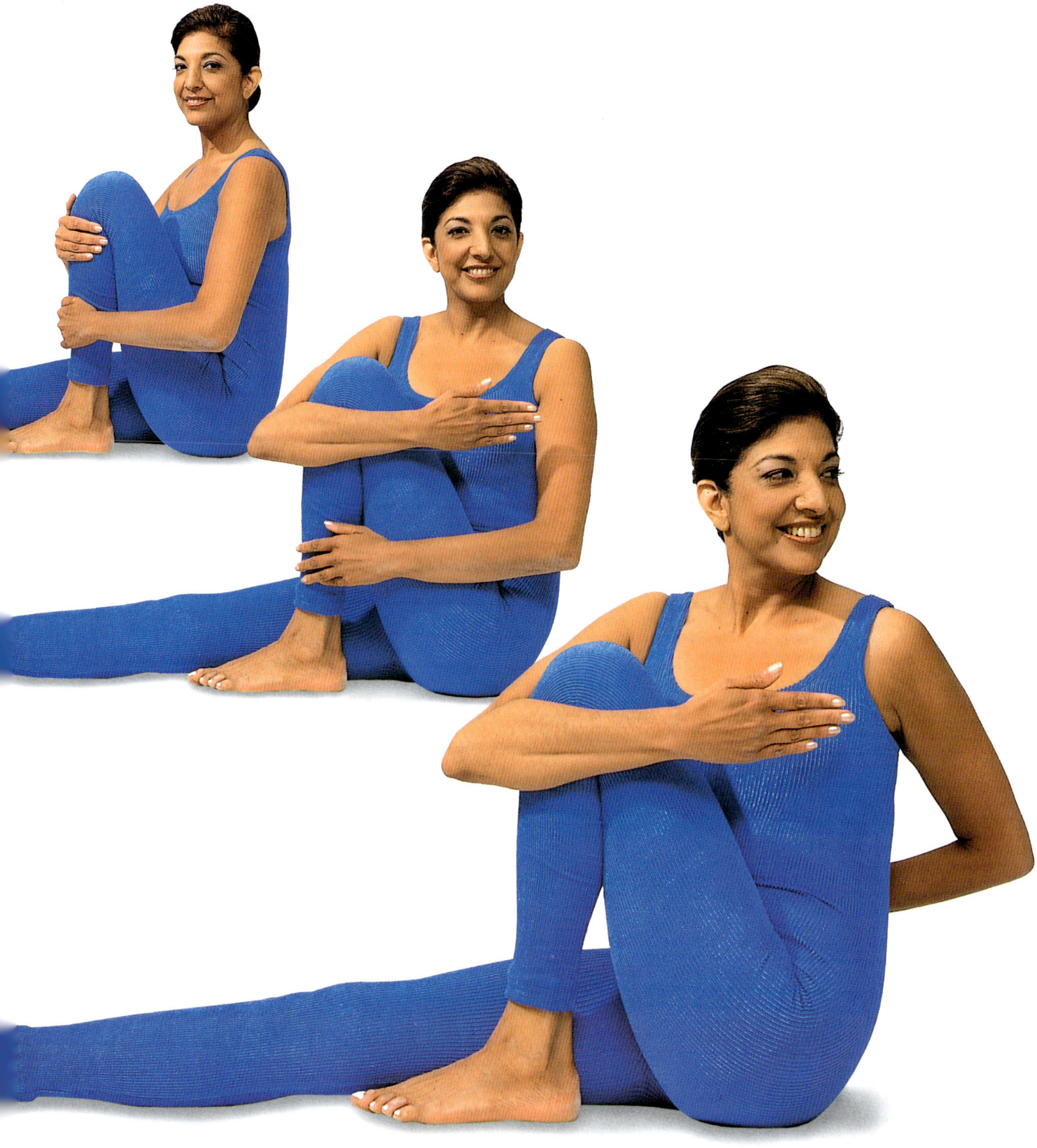

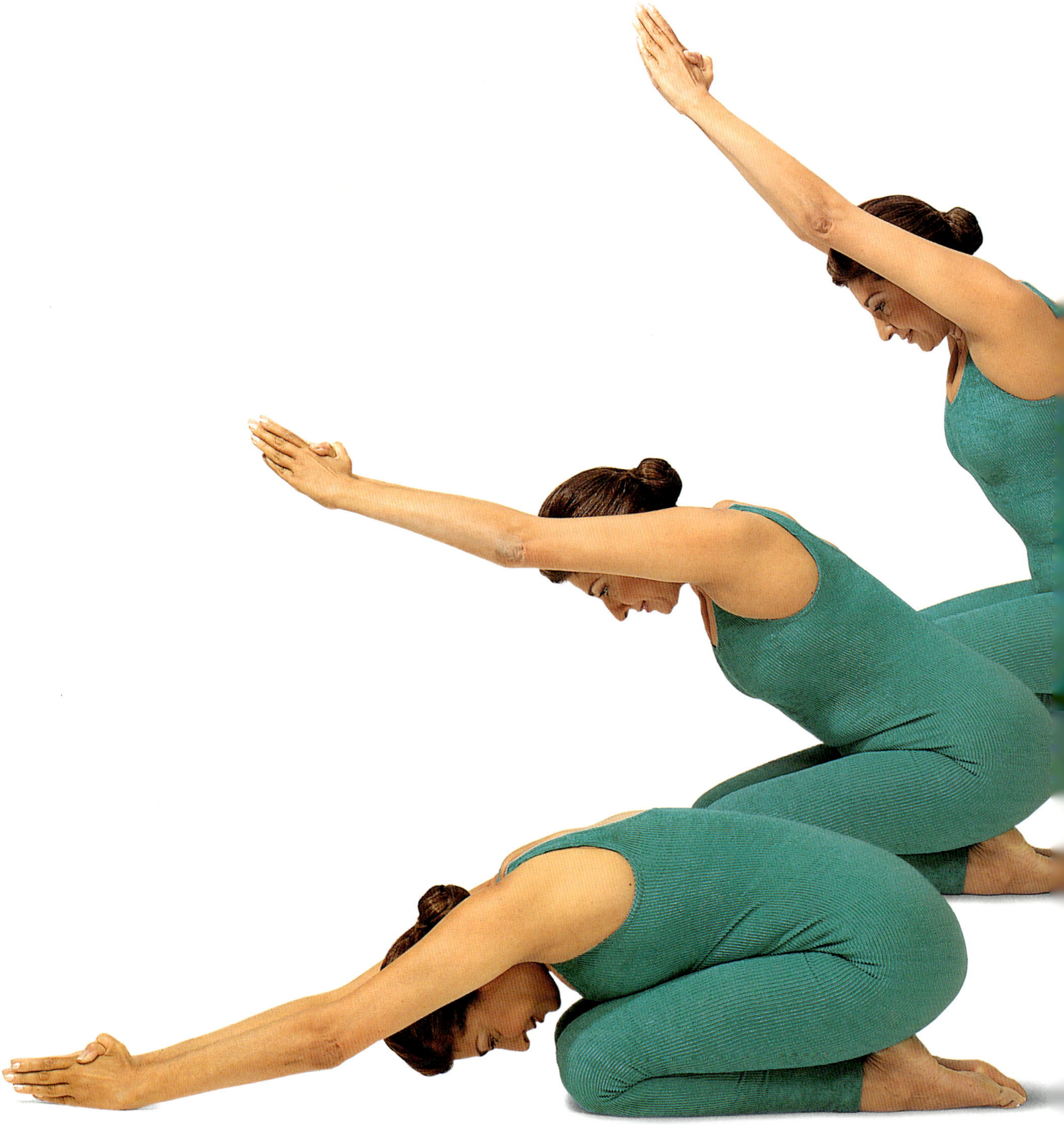

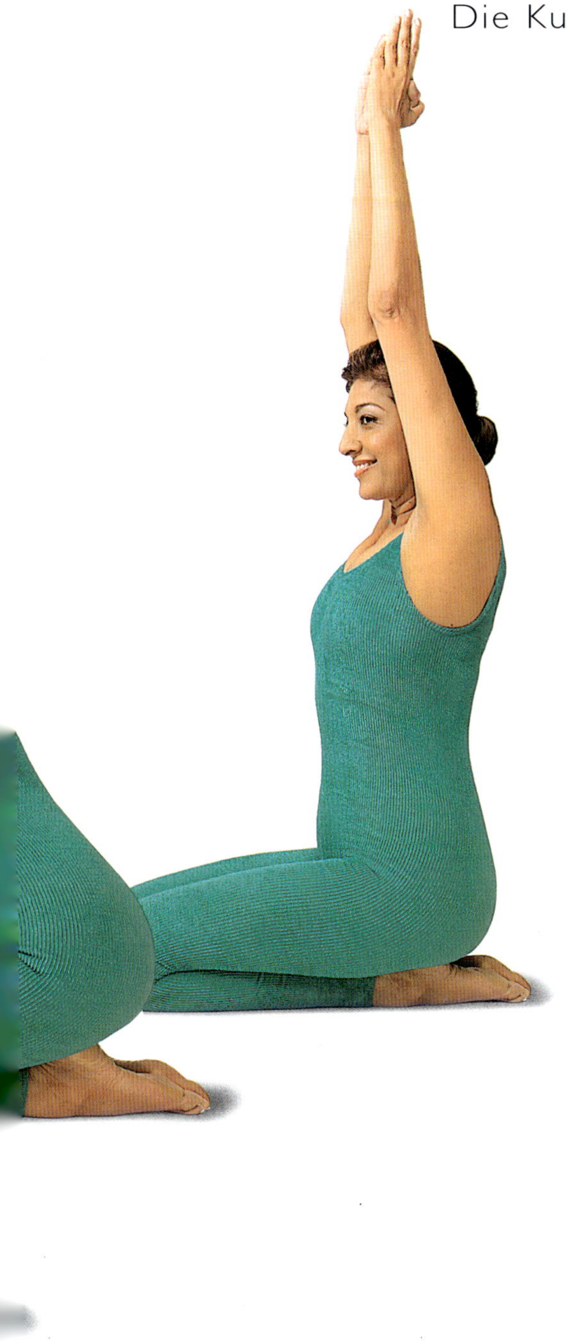

Vorwärts-dehnung

Die Vorwärtsdehnung von der Basis der Wirbelsäule aus entspannt das Gehirn und beruhigt die Nerven. Die Schwierigkeit dieser Übung besteht darin, die Arme beim Vorwärtsdehnen nahe bei den Ohren und in einer Linie mit dem Kopf zu halten. Man neigt dazu, den Kopf fallen zu lassen und die Wirbelsäule zu krümmen. Strecken Sie sich vom Steißbein aus nach vorne, und spannen Sie die Bauchmuskulatur an. Diese Stellung sieht einfach aus, erzielt aber gleichzeitig mehrere Wirkungen: Beweglichkeit der Wirbelsäule, Muskelstärke und eine tiefe Entspannung, die sich auf den ganzen Geist auswirkt.

Knien Sie sich auf den Boden, und strecken Sie die Arme über den Kopf. Versuchen Sie die Ellbogen gerade und die Handflächen beieinander zu halten. Wenn Sie sich nach oben strecken, drücken Sie die Schultern nach unten und halten Sie die Arme so nah wie möglich an den Ohren.

▸Tief einatmen und nach vorne dehnen. Ziehen Sie den Bauch ein, und lassen Sie die Hüften unten.

▸Weiter nach vorne dehnen, die Wirbelsäule dabei gerade lassen. Ausatmen und die Hände vorne auf den Boden legen. Tief und gleichmäßig atmen, und die Stellung mindestens 30 Sekunden halten, dann langsam in die Ausgangsposition zurückkehren.

Totenstellung ▸

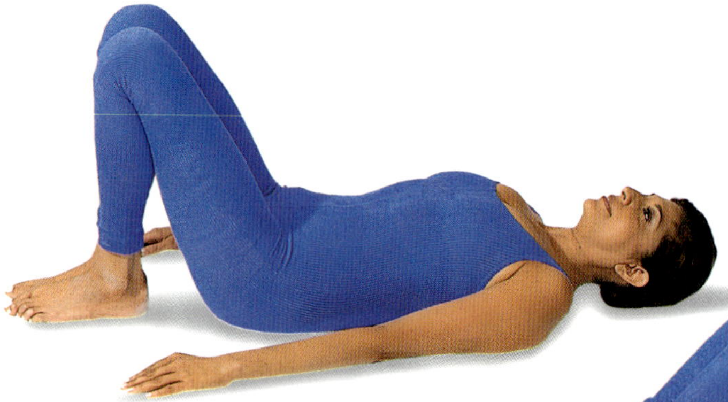

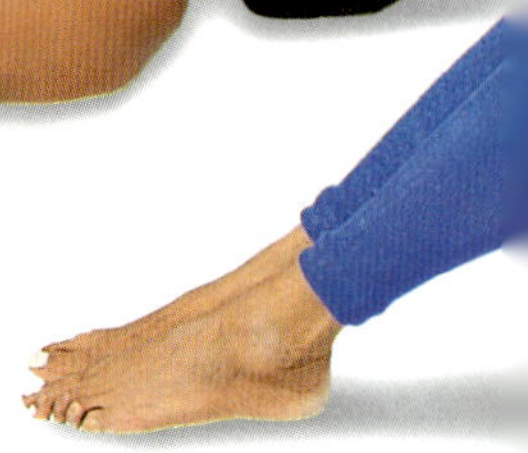

Entspannung ist eine Technik, mit der man lernen kann, willentlich loszulassen. Yoga lehrt, sich von unnötigen Gedanken zu lösen und das Gehirn auf einem tieferen Niveau zu entspannen. Dadurch wird der Geist ruhiggestellt, und man kann Gedanken und Gefühle besser verarbeiten. Die Entspannung jeder einzelnen Körperzelle erneuert die Energie und kuriert Schlaflosigkeit. Suchen Sie sich für diese Übung einen ruhigen, bequemen und warmen Platz.

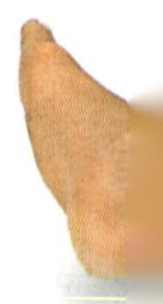

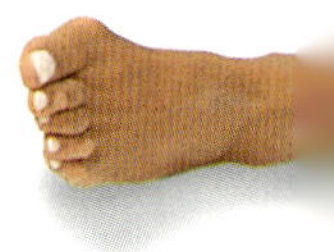

Legen Sie sich flach auf den Boden, Knie aufgestellt, Arme an der Seite, eventuell ein kleines Kissen unter dem Kopf. Tief und gleichmäßig mit geschlossenem Mund durch die Nase atmen. Das Gesicht entspannen, bis Sie ganz ruhig sind. ▸Lassen Sie die Beine langsam auf den Boden gleiten. ▸Drücken Sie das Steißbein in den Boden, und breiten Sie die Arme mit den Handflächen nach oben aus. Beine und Kehle sind geöffnet. Konzentrieren Sie sich jetzt auf die einzelnen Muskelgruppen: Bauch, Gesäß, Schenkel, Knie, Knöchel, Füße und Zehen. Einatmen und jede Gruppe einzeln anspannen, 5 Sekunden halten, dann ausatmen und loslassen. Jetzt kommen Rücken, Arme und Hände dran. Die Fäuste ballen, um Spannungen zu lösen. Dann der Nacken: Einatmen, die Schultern bis zu den Ohren ziehen, ausatmen und loslassen. Wiederholen. Den Kopf von Seite zu Seite rollen. Das Gesicht entspannen und 5–15 Minuten ruhig liegenbleiben. ▸Um die Stellung zu lösen, drehen Sie sich auf die Seite, ziehen die Beine bis zur Brust hoch und bleiben so lange liegen, wie Sie wollen.

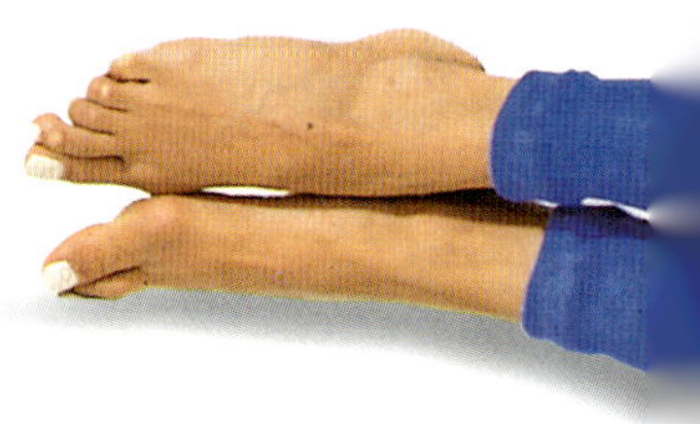

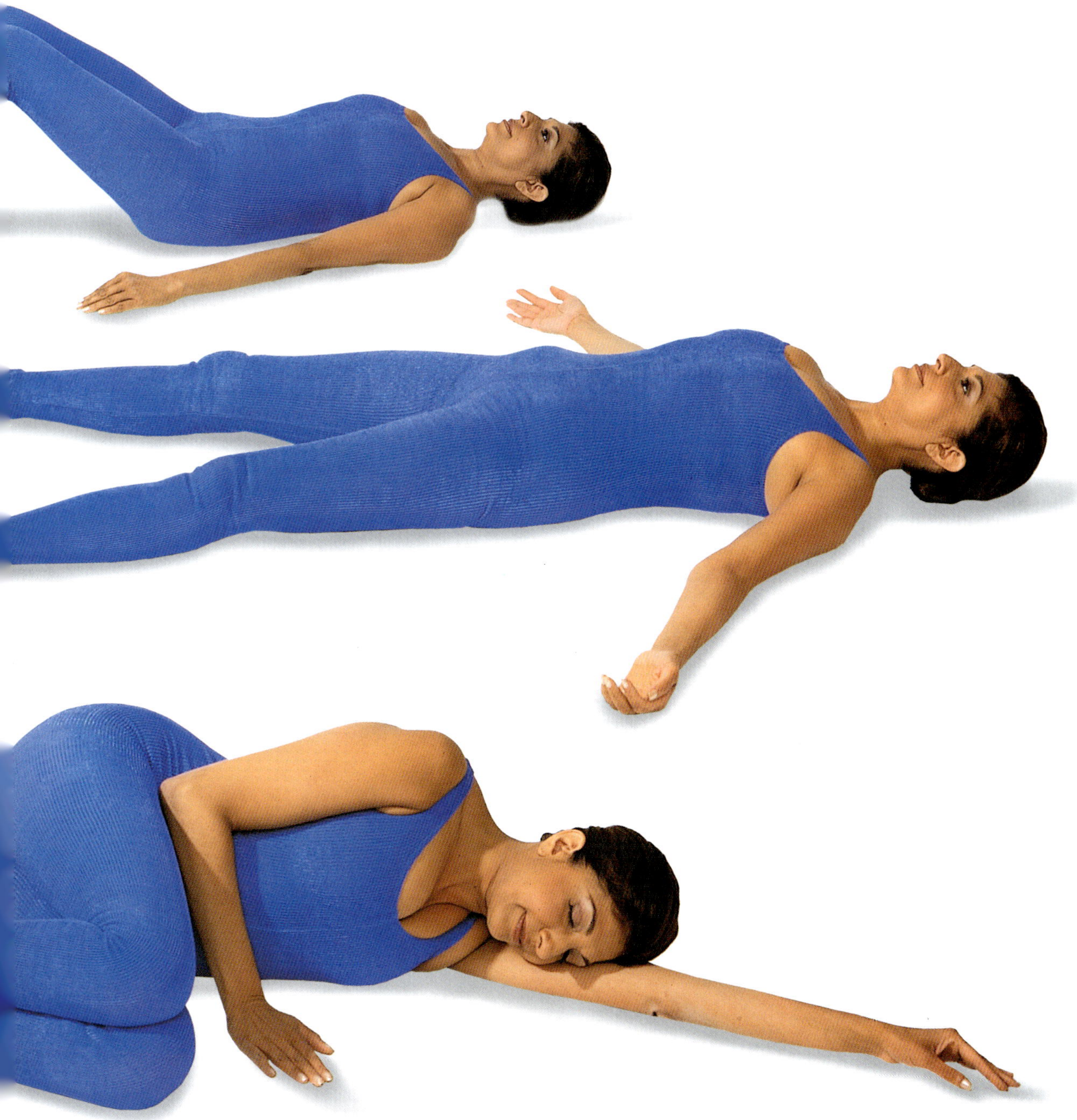

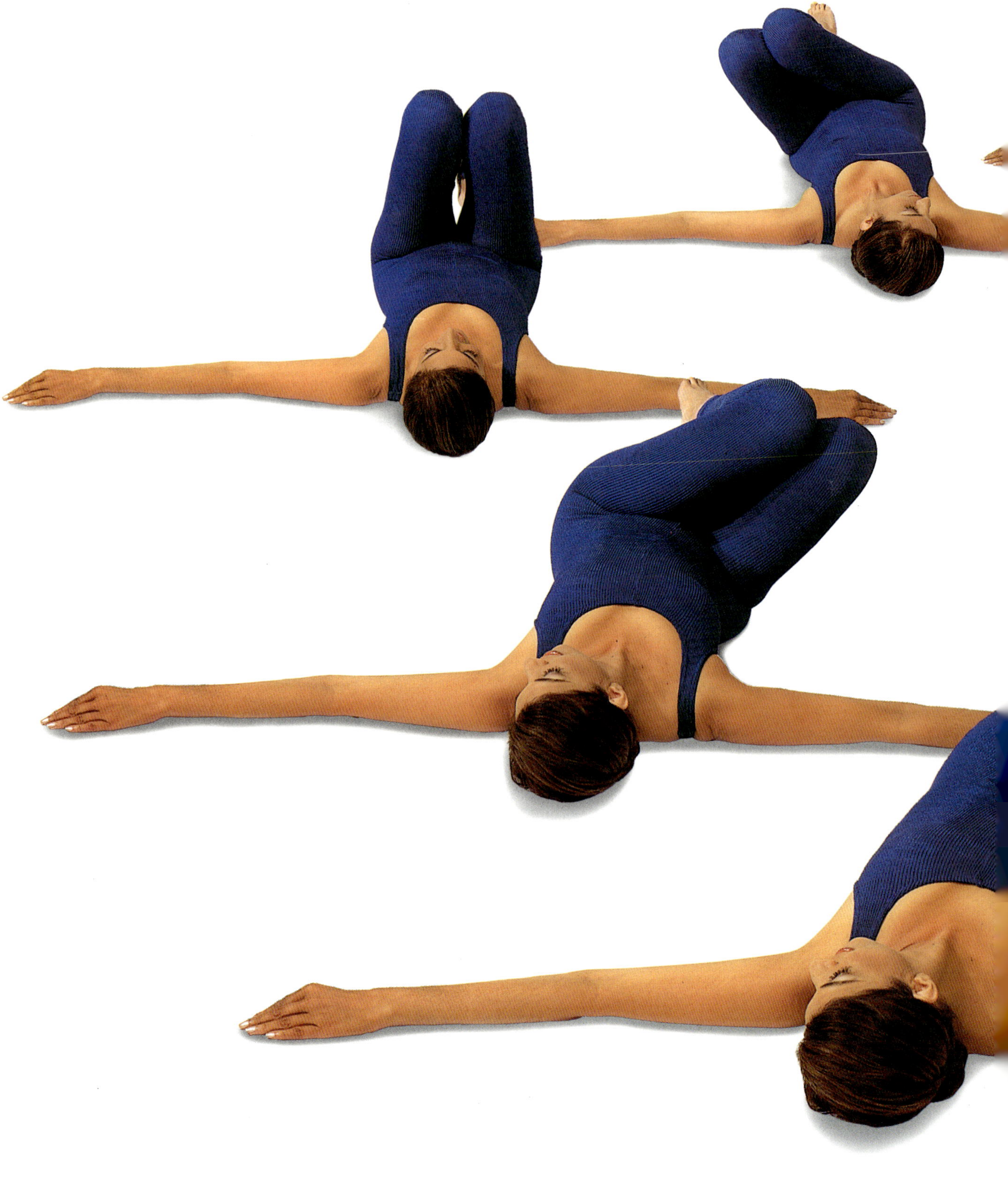

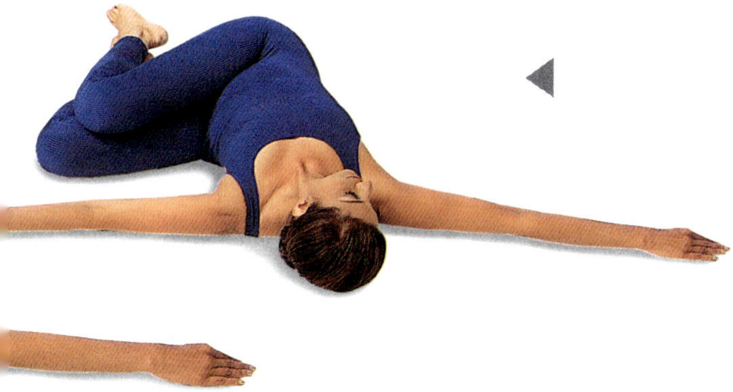

ZU HAUSE

Drehübungen

Diese einfachen Drehungen eignen sich vorzüglich, die Spannung im ganzen Körper zu lösen. Während Sie die Knie vorsichtig von einer Seite zur anderen bewegen, können Sie manchmal einzelne Muskeln an ihren Platz zurückschnappen fühlen, wenn die Wirbelsäule wieder richtig ausgerichtet wird. Die Bewegung hilft auch bei Rückenschmerzen. Die Blutzufuhr zu den Bandscheiben und Nerven wird erhöht und die Wirbelsäule gestärkt. Bei den Drehungen sollte sich nur das Becken bewegen, eine Drehung der Schultern und der Rippen kann den unteren Rücken belasten. Bewegen Sie sich flüssig und anmutig, und versuchen Sie, mit den Bauchmuskeln die Drehung zu kontrollieren.

Legen Sie sich flach auf den Boden, die Beine ausgestreckt, die Arme an der Seite. Einatmen, die Knie bis zur Brust hochziehen und die Arme mit den Handflächen nach unten, in einer Linie mit den Schultern, zur Seite strecken. Ausatmen, Kopf und Nacken in einer Linie mit der Wirbelsäule halten. Einatmen, mit der Ausatmung die Knie nach links legen und den Kopf in die entgegengesetzte Richtung drehen. ▸Einatmen, Knie und Kopf wieder langsam in die Mitte bringen. ▸Ausatmen, den Kopf nach links und die Knie nach rechts drehen. Einatmen und wieder zur Mitte kommen. Ausatmen. Die Übung auf beiden Seiten so lange wiederholen, bis Sie spüren, daß alle Spannungen gelöst sind und Sie vollkommen entspannt sind. Nehmen Sie dann die Position 3 und 4 der Totenstellung (s. S. 74–75) ein .

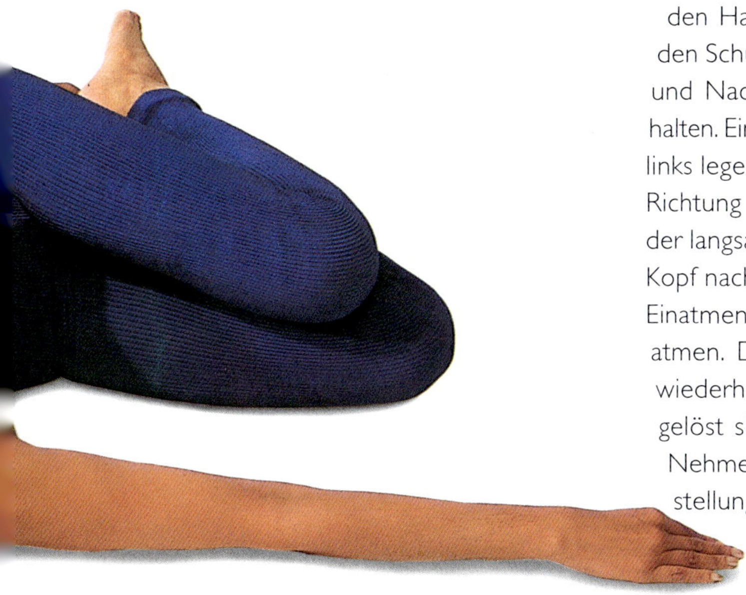

IM BÜRO
Augen, Kiefer, Nacken

Obwohl der Platz im Büro sehr beengt ist, ist es doch wichtig, den Streß zu lösen, der sich während eines arbeitsreichen Tages ansammelt. Am empfänglichsten für Spannungen sind Augen, Kiefer, Nacken und Schultern. Diese Übung ist vortrefflich geeignet, die Steifheit in diesen Regionen zu lösen. Sie sind Streß gegenüber besser gewappnet, wenn Sie wissen, daß Sie mit dieser Übung eine Soforthilfe haben. Während der Übung sollten Sie so tief wie möglich atmen, um die Bewegung zu unterstützen und das Nervensystem zu beruhigen.

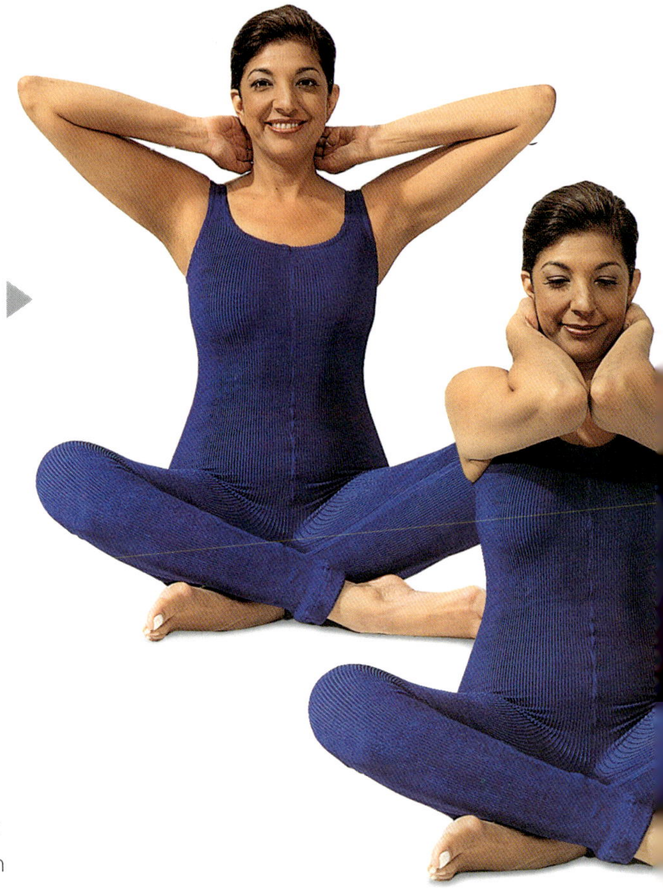

Setzen Sie sich aufrecht auf einen Stuhl oder auf den Boden, kreuzen Sie die Beine an den Knöcheln und verschränken Sie die Hände im Nacken. Die Ellbogen sind in einer Linie mit den Schultern, die Schulterblätter bleiben unten. ▸Tief einatmen und die Ellbogen zueinander bringen. Ausatmen und in die Ausgangsposition zurückkehren. Vergessen Sie nicht, den Kopf gerade zu halten. ▸Wiederholen. Jetzt so weit wie möglich nach oben schauen, nicht nach hinten lehnen. Einatmen, und dann die Ellbogen wieder schließen. Den Kopf nach hinten fallen lassen und beim Ausatmen die Ellbogen ganz weit nach hinten strecken. Den Mund öffnen, den Kiefer entspannen und wieder schließen. Zweimal wiederholen und zur ersten Position zurückkehren. Den ganzen Vorgang wiederholen, dann die Arme lösen und aufrecht sitzenbleiben. ▸Durch Reiben der Hände Hitze erzeugen und dann hineinblasen. ▸Beide Handflächen über die Augen legen. Dies beruhigt die Augen und hilft bei dröhnendem Kopfschmerz. Tief atmen und so lange wie möglich halten.

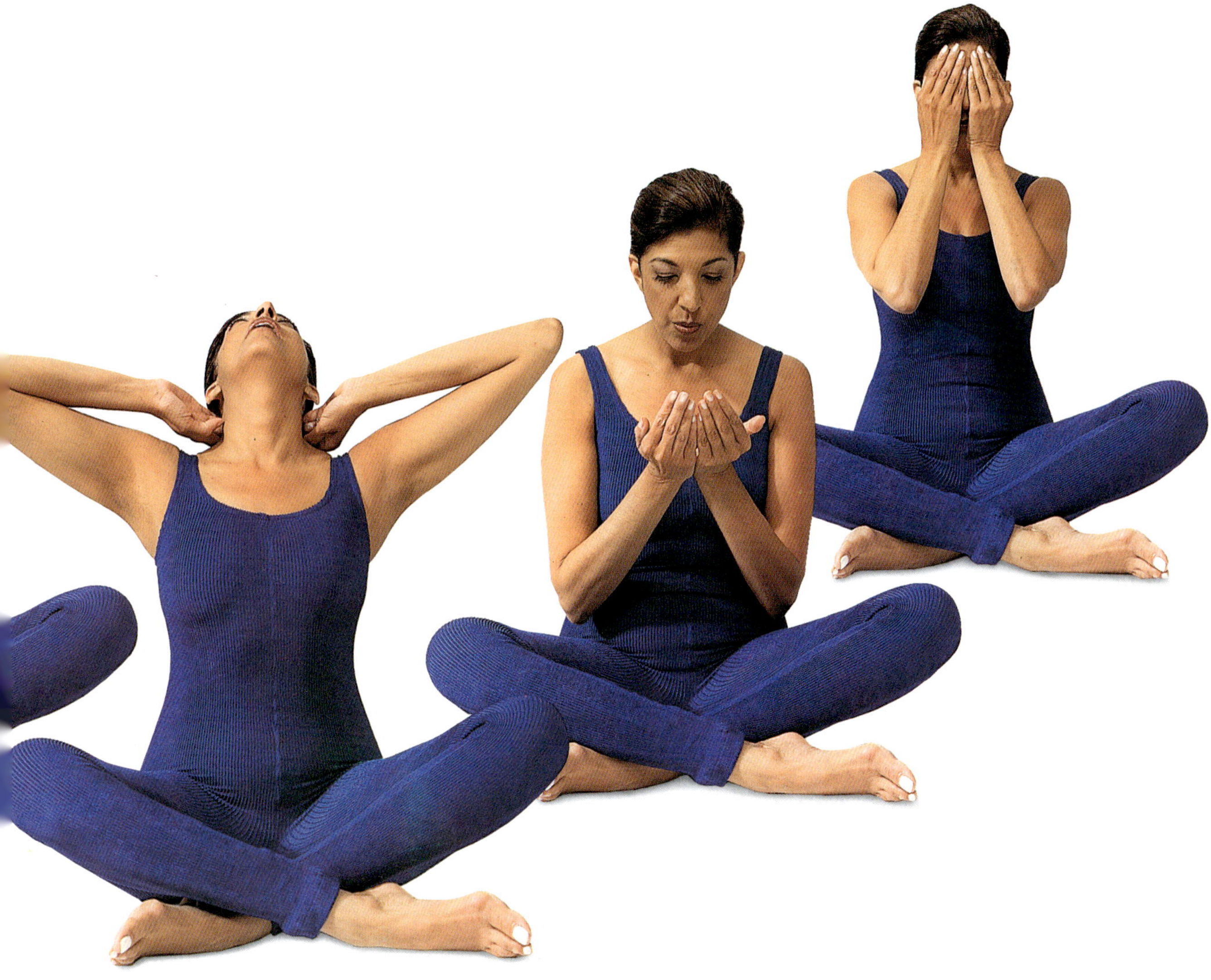

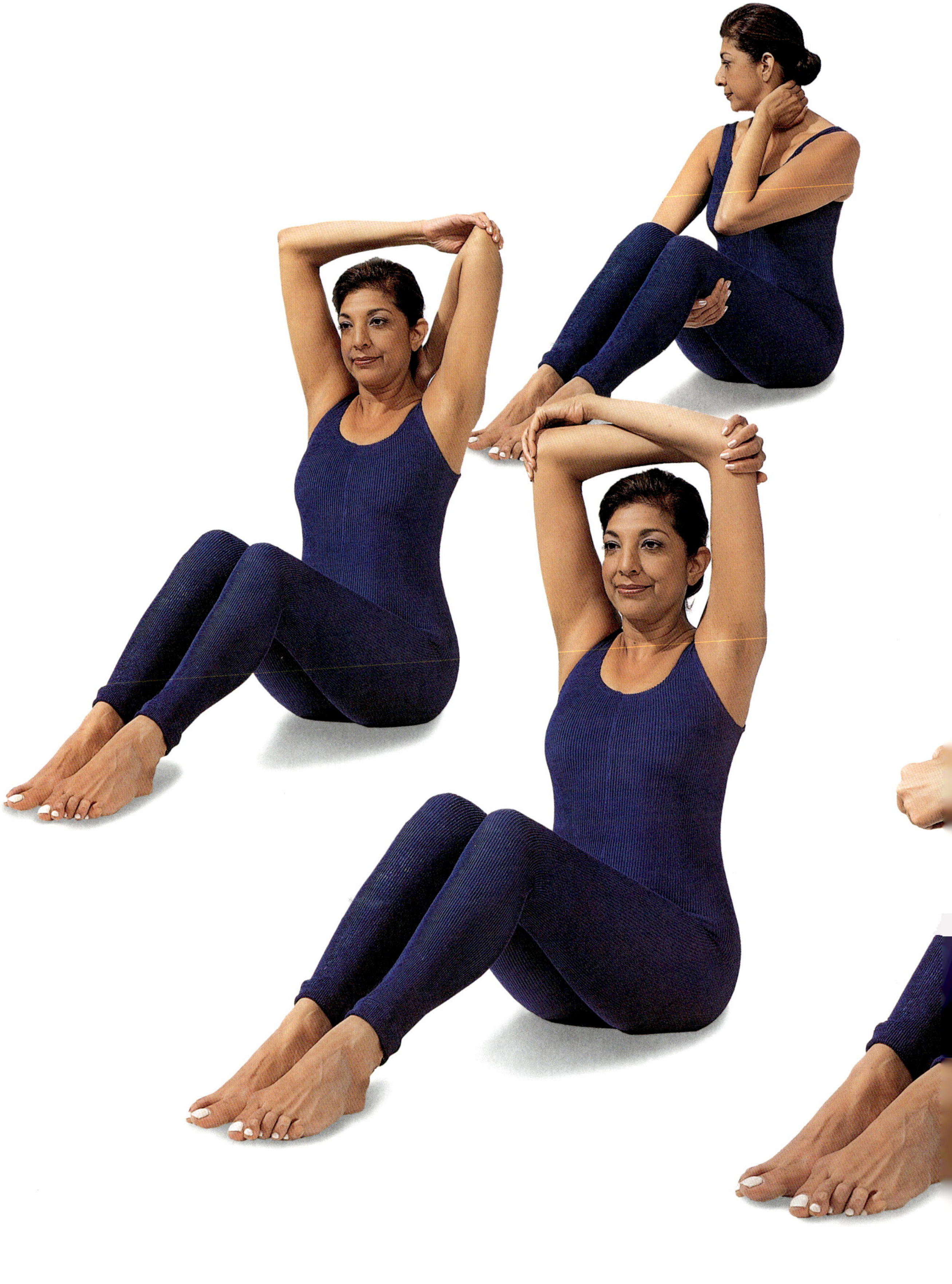

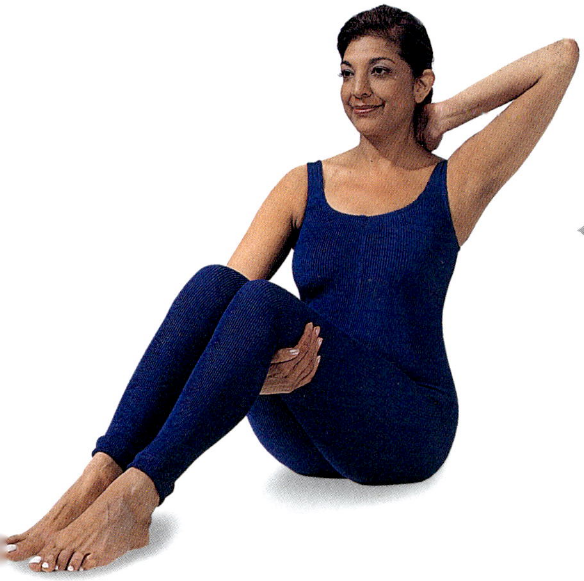

AUF REISEN
Hände und Füße

Wenn man längere Zeit an einem Platz stillsitzt, wie zum Beispiel beim Reisen, wird die Blutzirkulation blockiert. Manche Menschen geraten in Panik, wenn sie auf einen engen Raum begrenzt werden und sich nicht frei bewegen können; viele haben richtig Angst vor dem Reisen. Die beste Hilfe ist dann der Versuch, ruhig und entspannt zu bleiben. Die Zwerchfellatmung ist ein natürliches Beruhigungsmittel und besänftigt das Nervensystem, d. h., je tiefer man atmet, desto ruhiger wird der Geist. In dieser anstrengenden Reisesituation sollten Sie einfach die Atemzüge verlängern, dann werden Sie bald schon ganz natürlich tiefer atmen.

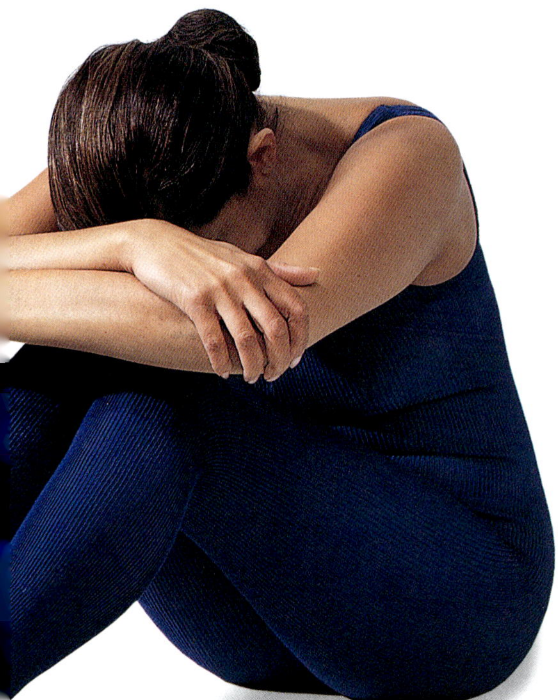

Setzen Sie sich im Zug oder Flugzeug oder in einer Autopause aufrecht hin. Legen Sie dann Ihre linke Hand auf den Nacken, und öffnen Sie den Ellbogen. Einatmen, und den Kopf und Nacken nach rechts drehen; den Ellbogen auf die Brust legen, um die Dehnung zu erhöhen. Ausatmen und zu Position 1 zurückkehren. 2- bis 3mal wiederholen. Legen Sie jetzt die rechte Hand auf den Nacken und wiederholen Sie die Übung 2- bis 3mal. Zu Position 1 zurückkehren und mit der rechten Hand den Ellbogen hinter den Kopf drücken. Beide Ellbogen nach hinten strecken. Normal atmen und auf der anderen Seite wiederholen. ▸Jetzt beide Ellbogen mit den Händen über dem Kopf greifen und sie hinter die Ohren ziehen. Normal atmen und 5–10 Sekunden halten. ▸Zur Entspannung die Stirn auf die Knie oder einen Tisch legen. Gleichmäßig atmen und spüren, wie die Anspannung in der Wirbelsäule nachläßt.

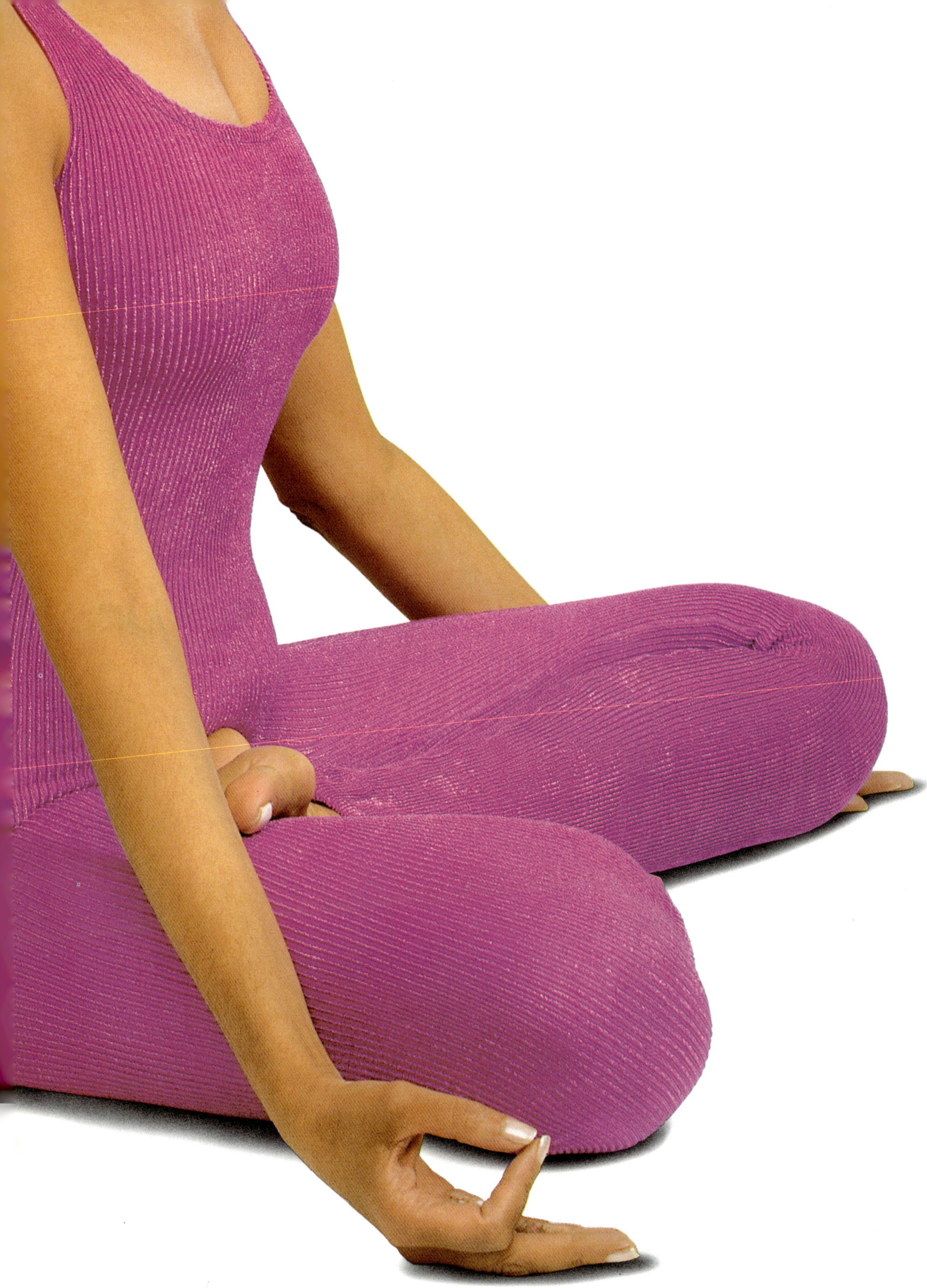

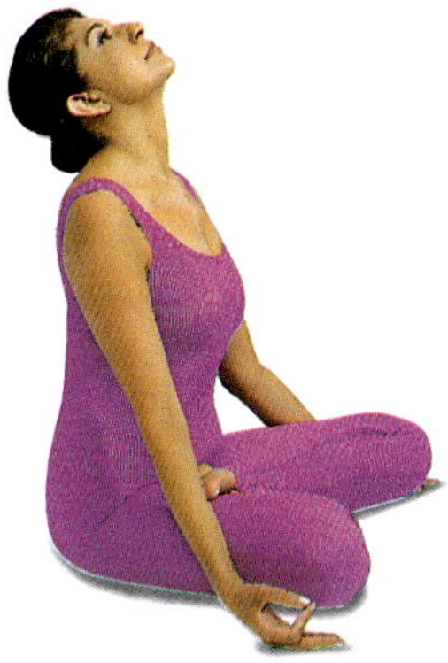

Meditation und Visualisierung

Meditation ist die Fähigkeit, den Geist zu klären und auf einen Punkt zu richten. Wir lernen, den Geist zu beherrschen, indem wir uns auf ein einzelnes Objekt konzentrieren. Meditation ist sehr hilfreich nach einem Nervenzusammenbruch, der durch Streß verursacht wurde. Wir lernen Symptome und Reaktionen sachlich zu betrachten, was wiederum hilft, die Einstellung gegenüber einer Krankheit zu verändern. Die Meditation bringt Harmonie und stellt das verlorene Gleichgewicht wieder her. Sie kann zu praktischen Zwecken angewendet werden, läßt uns aber auch in tiefere Bereiche des Geistes vordringen und universelle Wahrheiten und spirituelle Seligkeit entdecken. Wir beginnen mit Atemübungen, um den Geist zu beruhigen. Es wird immer in sitzender Haltung mit aufrechter Wirbelsäule geübt. Die richtige Stellung ist der Lotussitz, in dem das Steißbein beinahe den Boden berührt. Die Energie kann so durch die Energiezentren des Körpers bis hoch in das Kronenchakra (s. S. 90) im Kopf fließen und sich dort mit der kosmischen Energie verbinden. Das Visualisieren ist eine vorbereitende Technik für die Meditation. Man erinnert sich im Lotussitz an eine schöne Erfahrung in der Natur – und damit die Gedanken nicht abschweifen, beobachtet man seine eigenen Reaktionen und Emotionen darauf.

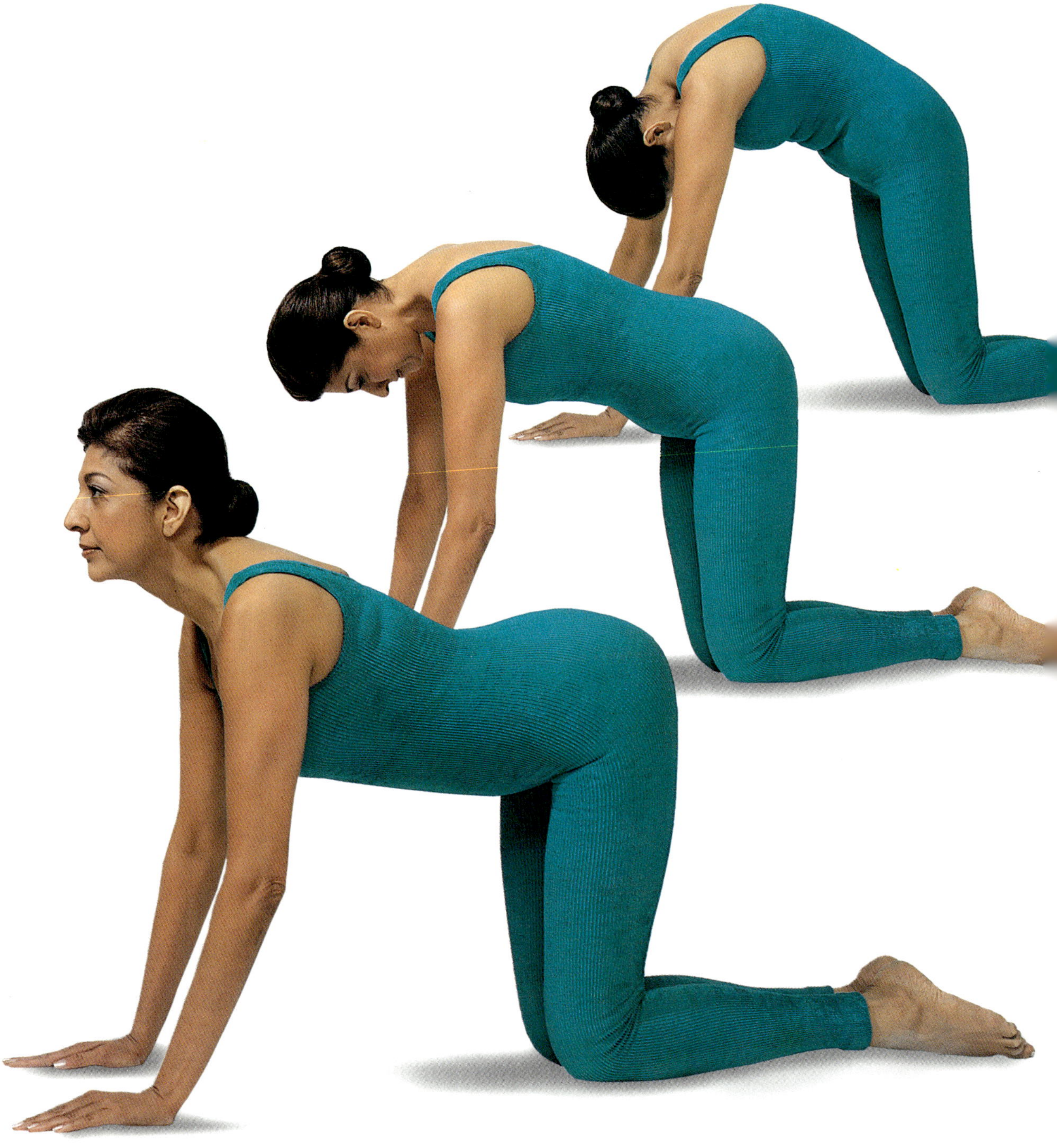

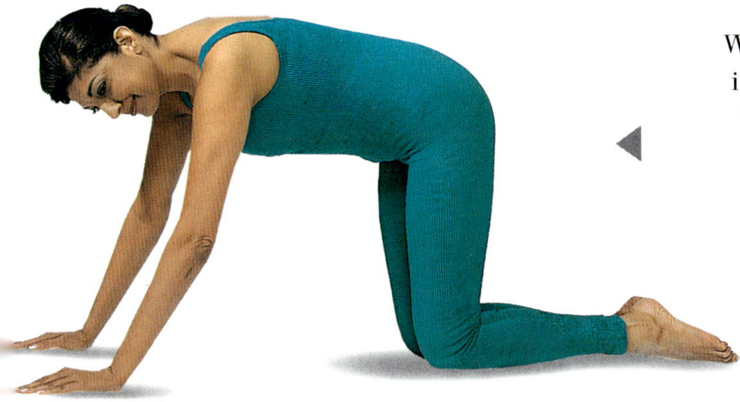

Atmung

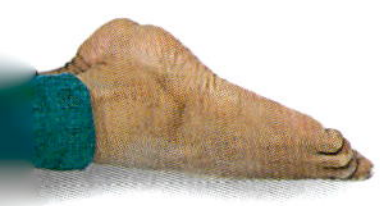

Wesentlich für die Beherrschung des Geistes ist die Kontrolle über den Atem. In dieser Übung lernen wir, über das Anspannen und Lösen der Bauchmuskulatur, das Fließen der Energie oder des *Prana* zu kontrollieren. Diese Bewegung stärkt und massiert die Bauchorgane und stimuliert die Verdauungssäfte. Durch die Übung werden Giftstoffe aus dem Verdauungstrakt entfernt und die Gedärme reguliert. Gleichzeitig wird überflüssiges Fett am Bauch reduziert. Diese *Bandha* oder Atemtechnik sollte immer mit leerem Magen ausgeführt werden. Nach einer schweren Mahlzeit sollte man 4–6 Stunden warten, nach einem leichten Getränk wie Tee reichen 30 Minuten. Die Auswirkung der Übung werden Sie mit der Zeit feststellen. Anfangs wird es Ihnen sicher schwerfallen, den Atem zu kontrollieren, aber mit mehr Übung werden Sie dann verstehen, warum diese Atemtechnik die Gesundheit fördert.

Knien Sie auf den Boden, die Hände in einer Linie mit den Knien. Tief einatmen und dann schnell durch die Nase ausatmen, so daß die Luft aus den Lungen gepreßt wird. ▸Wenn Sie die ganze Luft ausgeatmet haben, halten Sie den Atem an, und ziehen Sie die Bauchmuskeln hoch bis unter die Rippen zur Wirbelsäule hin. Halten Sie die Stellung 5 Sekunden. ▸Mit noch angehaltenem Atem entspannen Sie die Muskeln und den Brustkorb. Halten Sie weitere 5 Sekunden. ▸Wieder einatmen und die Wirbelsäule nach unten drücken. Ausatmen und normal atmen. Wiederholen Sie diese Übung anfangs zweimal, und steigern Sie sich dann bis zu 10mal und mehr.

Pranayama
Blasebalg

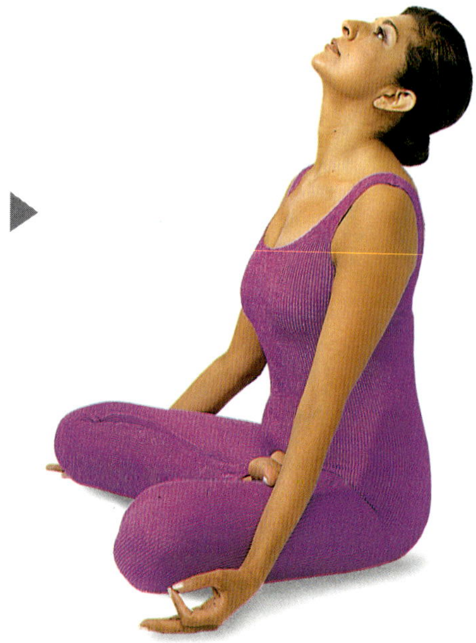

Es ist sehr wichtig, richtig zu atmen; setzen Sie sich deshalb jeden Tag für einige Zeit an einen ruhigen, bequemen Platz, um Pranayama, die Wissenschaft der Atemkontrolle, zu üben. Wir beginnen mit einer Übung für Anfänger. Anfangs wird es Ihnen schwerfallen, Ihren Atem zu verlängern und kontrolliert auszuatmen. Achten Sie auf Ihre Haltung, auf Ihren Atemrhythmus und darauf, wie Sie atmen. Bei der Ausatmung sollte der Brustkorb sich nach vorne und seitwärts weiten, aber die Region unter Ihren Schulterblättern und Achselhöhlen sollte sich nur nach vorne weiten. Die Handhaltung – Daumen und Zeigefinger berühren sich – ist das Zeichen für Wissen. Der Daumen ist die universelle Seele und der Zeigefinger die individuelle Seele; zusammen sind sie das Siegel der Weisheit.

Setzen Sie sich mit gekreuzten Beinen auf die Erde, die Wirbelsäule aufrecht, den Kopf in einer Linie mit dem Nacken. Entspannen Sie Ihre Muskeln, vor allem die Gesichtsmuskulatur. Schließen Sie die Augen, um den Geist zu beruhigen. Tief und gleichmäßig atmen. Daumen und Zeigefinger berühren sich. Durch die Nase einatmen, und den Kopf in den Nacken legen, ohne die Wirbelsäule zu bewegen. ▸Öffnen Sie den Mund leicht zu einem „O", und atmen Sie durch den Mund aus, während Sie den Kopf langsam auf die Brust sinken lassen. ▸Brust und Wirbelsäule bleiben aufrecht, die Ausatmung erfolgt gleichmäßig. Je länger Sie ausatmen, desto besser; beginnen Sie mit 5 Sekunden, und steigern Sie sich bis zu 10 Sekunden. Mindestens 5mal wiederholen.

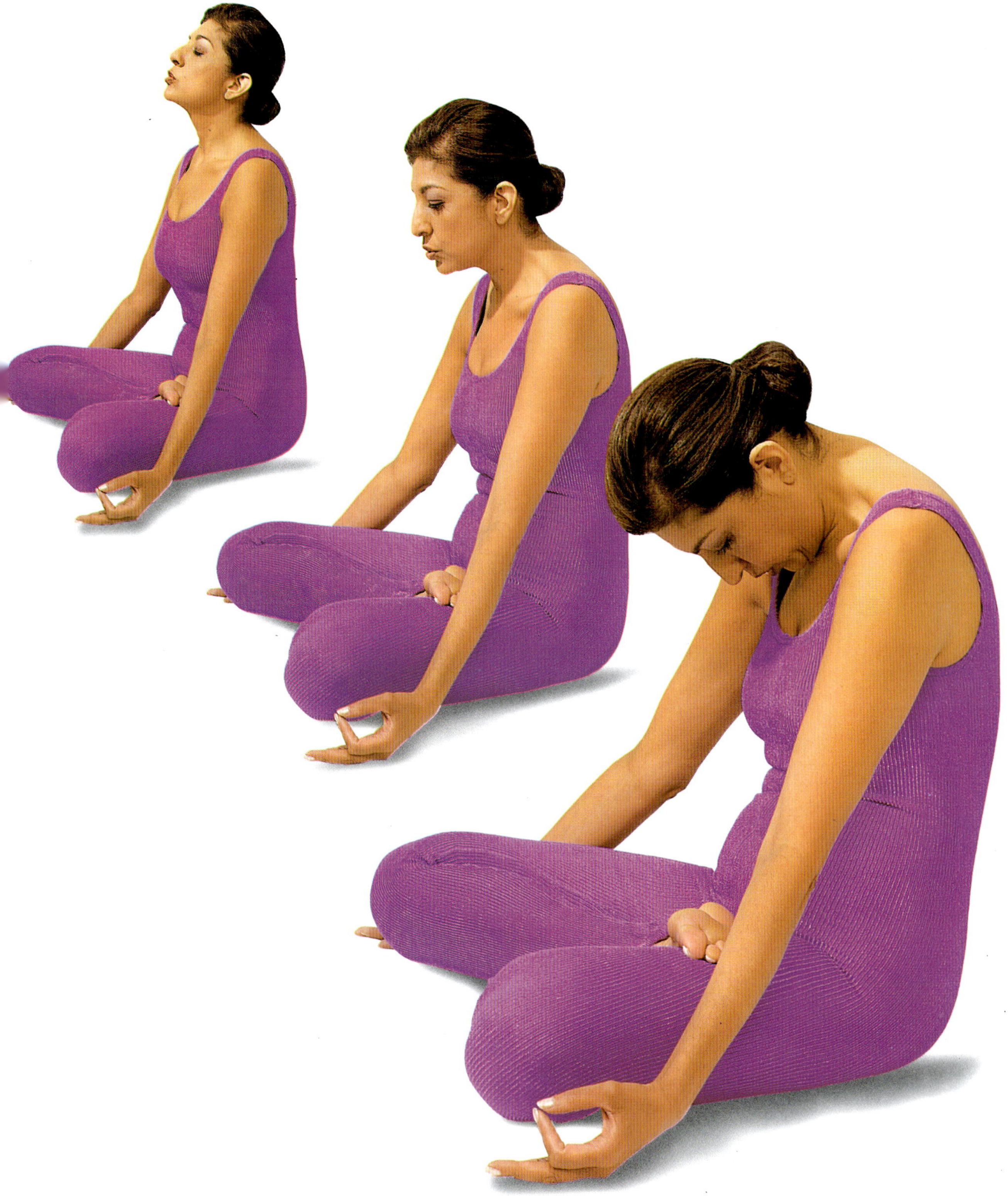

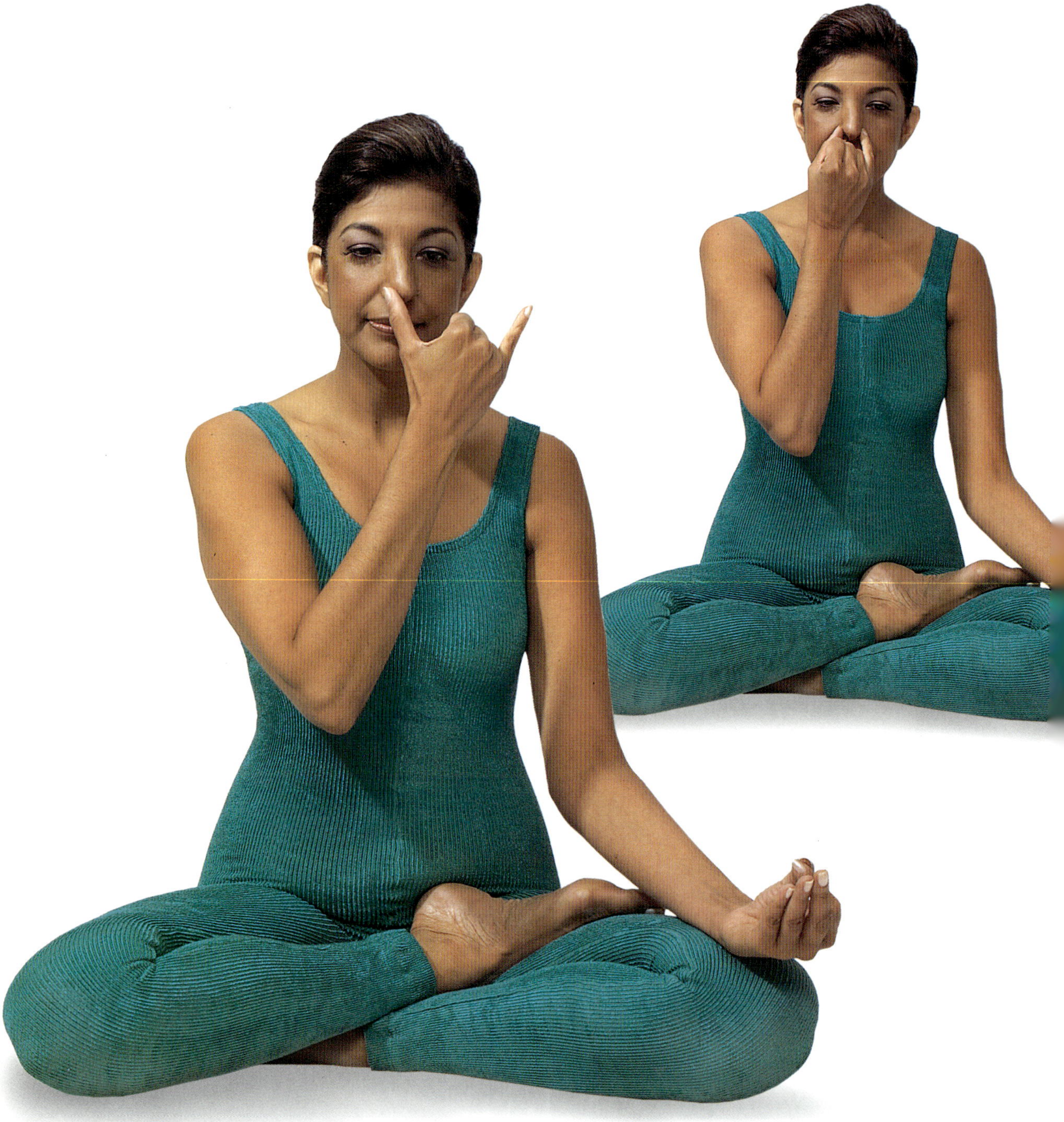

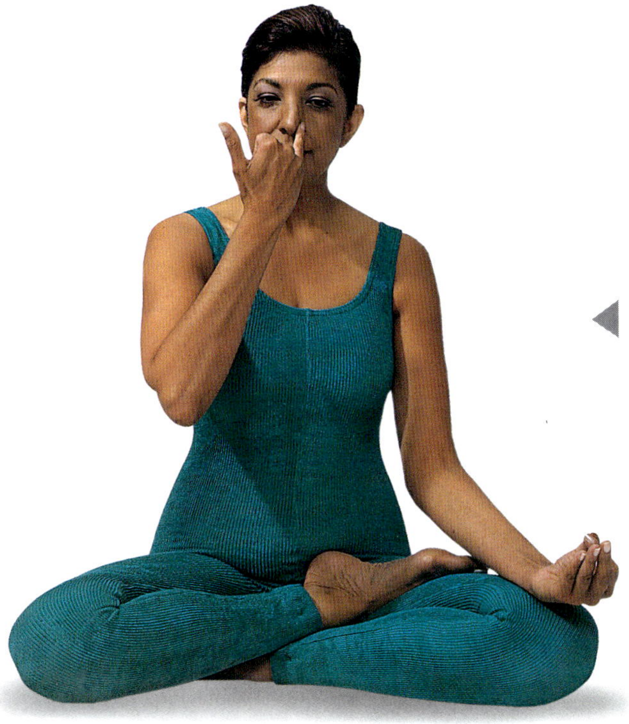

Pranayama
Nasenatmung

Diese Wechselatmung durch die Nase ist eine fortgeschrittene Atemtechnik. Die Energien des Körpers, egal ob weiblich oder männlich, haben maskuline und feminine Anteile. Die rechte Seite steht für die männliche Energie, die linke für die weibliche. Durch diese Übung werden diese Energien harmonisiert und das Gleichgewicht von Körper und Geist wiederhergestellt. Die gleichmäßige Atmung stärkt Nerven, Gemüt und Geist. Atmen Sie langsam, gleichmäßig und tief. Wenn Sie den gleichmäßigen Atemrhythmus nicht einhalten können, hören Sie sofort auf und überprüfen Sie Ihre Technik, um nicht Lungen und Zwerchfell zu belasten.

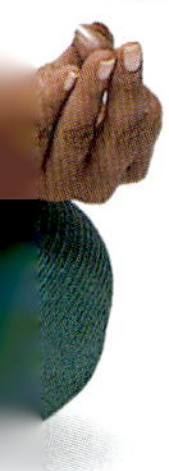

Setzen Sie sich mit gekreuzten Beinen auf den Boden. Richten Sie Ihre Wirbelsäule auf, die linke Hand liegt auf dem Knie, Daumen und Zeigefinger berühren sich. Beugen Sie die ersten drei Finger der rechten Hand, und strecken Sie Daumen und kleinen Finger. Halten Sie jetzt das linke Nasenloch mit dem kleinen Finger zu, und atmen Sie tief durch das rechte Nasenloch. Schließen Sie die Augen, und entspannen Sie sich. 5 Sekunden ein- und 5 Sekunden ausatmen. Wiederholen Sie dies 10mal mit dem rechten Nasenloch, schließen Sie dann das rechte Nasenloch mit dem Daumen und wiederholen Sie das 10mal links. ▸Atmen Sie dann rechts 5 Sekunden ein, halten Sie den Atem für 3 Sekunden, indem Sie das Nasenloch mit dem Daumen verschließen und atmen Sie 5 Sekunden durch das linke aus. ▸Dann links 5 Sekunden einatmen, 3 Sekunden halten und rechts 5 Sekunden ausatmen. Wiederholen Sie diese Übung mindestens 10mal.

Chakren und Konzentration

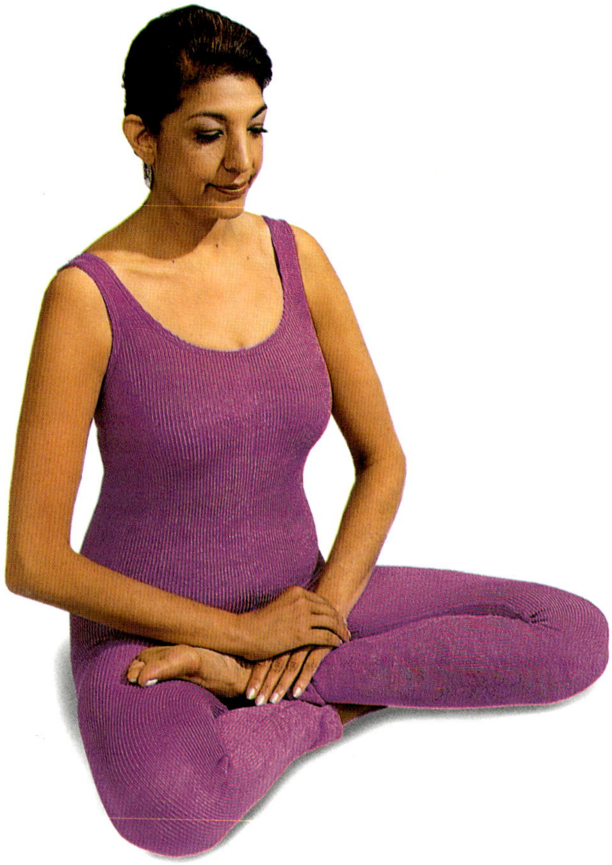

Chakra ist ein Sanskritwort mit der Bedeutung „Rad" und bezeichnet die kreisförmige Ausstrahlung von Lebensenergie in den Energiezentren der Wirbelsäule. Vergleichbar mit Radioantennen nehmen die Chakren kosmische Schwingungen auf und verteilen sie im Körper. Wenn ein *Chakra* blockiert wird durch zuviel oder zuwenig Energie, gerät der Körper aus dem Gleichgewicht. In der Akupunktur werden in diese Zentren Nadeln gesetzt und im Yoga lernen wir *Pranayama* (Atemkontrolle), um den Energiefluß durch den Körper gleichmäßig zu halten. Das Kerzenfixieren (s. S. 93) lehrt, den Geist auf einen Punkt zu richten und durch den Ausgleich der einzelnen *Chakren* Geist und Körper zu harmonisieren. Es gibt sieben *Chakren*. Das erste befindet sich in der Beckenregion und herrscht über Sexualorgane und Fortpflanzung. Das zweite befindet sich im Bauchnabel und kontrolliert die Gefühle. Das dritte ist im Solarplexus und herrscht über Magen und Verdauungstrakt. Das vierte ist das Herz-Chakra und steht in Bezug zur Liebe. Das fünfte in der Kehle herrscht über die Kommunikation. Das sechste befindet sich im dritten Auge (Punkt zwischen den Augenbrauen) und herrscht über das höhere Bewußtsein. Das siebte Chakra ist das Kronen-Chakra und verbindet den Mensch mit dem kosmischen Universum.

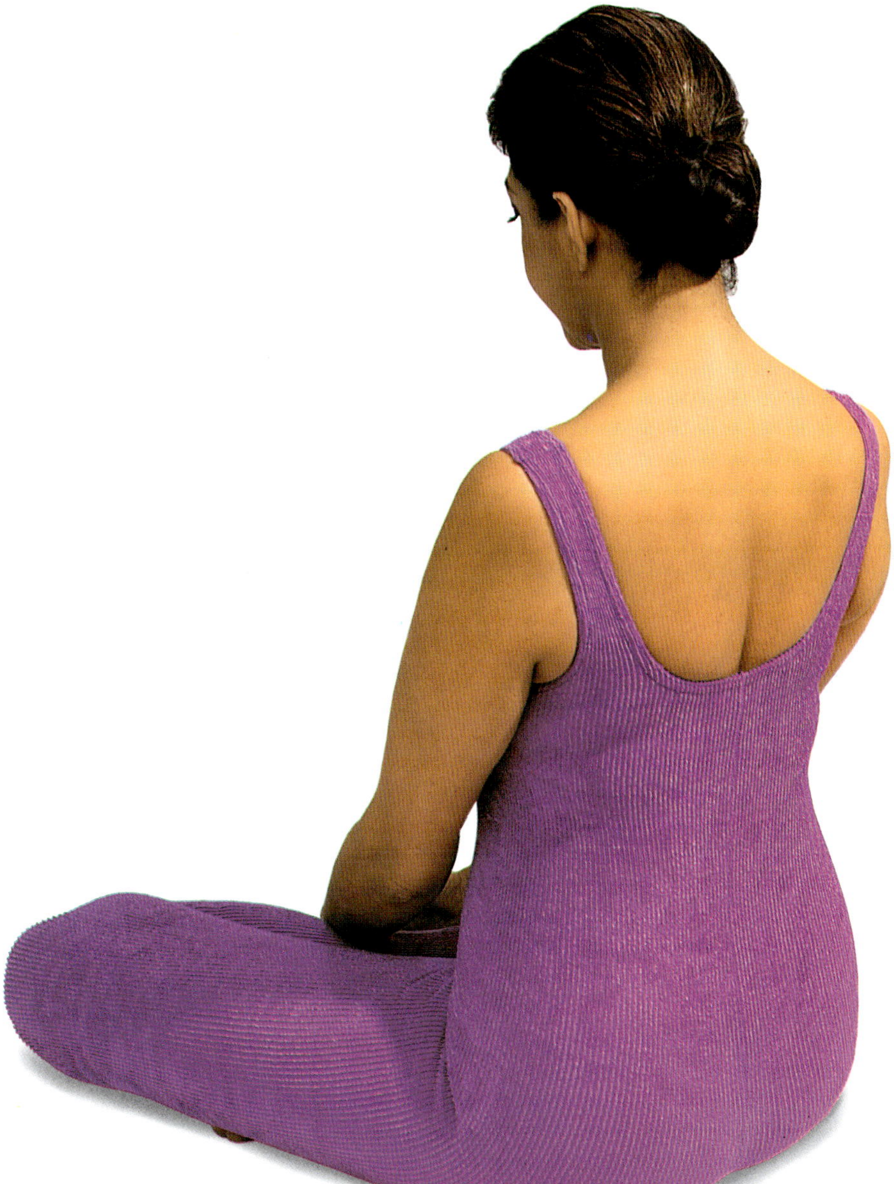

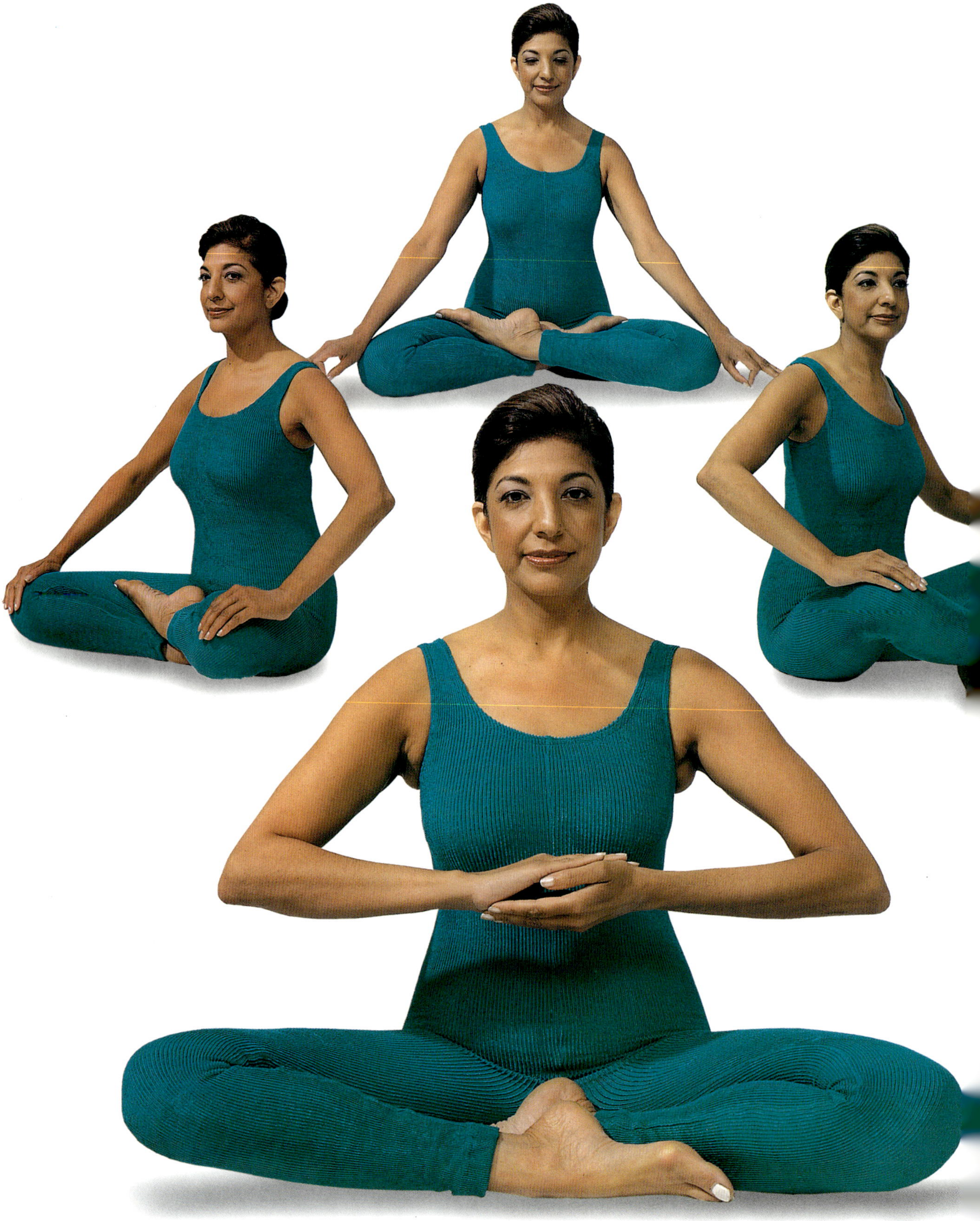

Meditationsstellungen

Alle Meditationsstellungen sind sitzende Stellungen, die nur in der Beinhaltung variieren. Wichtig ist, daß der Rücken von der Basis der Wirbelsäule bis hoch zum Nacken gerade und senkrecht zum Boden gehalten wird. Der Körper darf dabei nicht belastet werden. Die Zunge ist locker, und die Augen sind geschlossen. Während der Meditation ist das Gehirn passiv, aber aufmerksam. Wenn die Organe nicht richtig funktionieren, wird das Gehirn sofort Warnsignale senden. Die Meditation richtet den Geist auf einen einzigen Gedanken und hilft, den Geist zu disziplinieren und zu beruhigen. Wenn der Geist ständig wandert, ist es sehr schwer, stillzusitzen, aber die Meditation lehrt, sich von der Außenwelt abzuschließen und inneren Frieden zu finden.

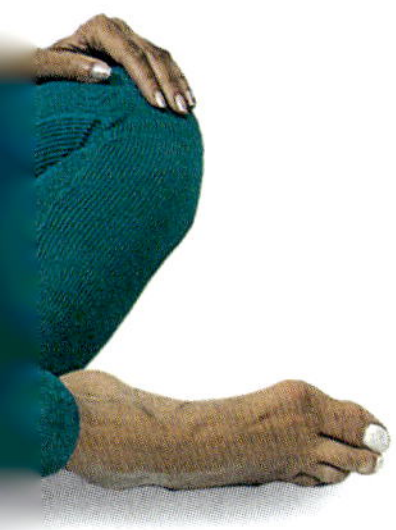

Meditationsstellungen

Oben: Lotus
Links: Halber-lotus
Rechts: Gekreuzte Beine
Unten: Fersen zusammen

Wir beginnen mit der Konzentration auf ein Kerzenlicht. Stellen Sie eine Kerze so vor sich auf, daß Sie in einer Linie mit dem Punkt zwischen Ihren Augenbrauen ist. Schauen Sie jetzt die Kerze an, und beobachten Sie jede Einzelheit daran. Nach 30 oder 60 Sekunden schließen Sie die Augen. Sie werden das Bild der Kerze und das Flackern des Lichtes jetzt in Ihrem Geist sehen. Üben Sie Konzentration, indem Sie versuchen, das Flackern nicht verschwinden zu lassen. Anfangs scheint es unmöglich, das Bild zu erhalten, aber mit fortwährender Übung wird es immer leichter. Der nächste Schritt ist dann die Meditation. Richten Sie Ihre Aufmerksamkeit auf Ihr drittes Auge, und konzentrieren Sie sich auf einen Gedanken. Atmen Sie dabei tief ein und aus, und achten Sie auf Ihren Atemrhythmus.

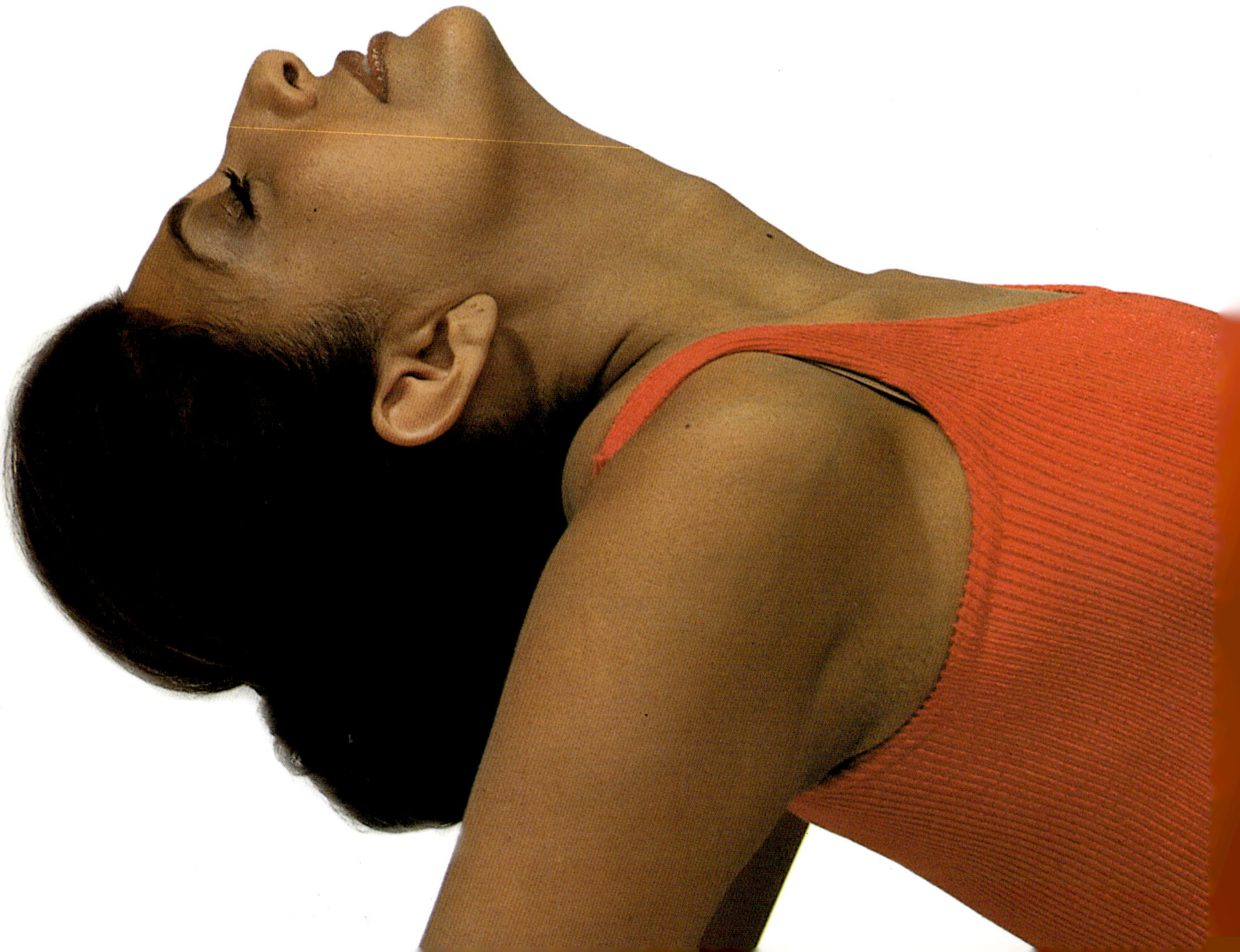

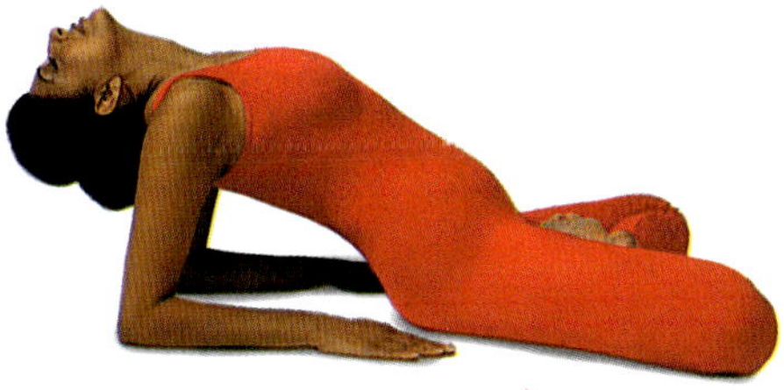

Heilendes Yoga

Prana ist das Sanskritwort für die Energie, die durch den Körper fließt. Für die Erhaltung der Gesundheit ist es sehr wichtig, daß die Energie gleichmäßig durch die sieben Energiezentren des Körpers fließt. Streß kann einzelne Energiezentren blockieren und ein Ungleichgewicht verursachen. Yoga legt großen Wert auf die richtigen Atemtechniken, um die Lungenkapazität zu erhöhen und den Organen mehr Sauerstoff zuzuführen. Heutzutage ist es möglich, die Wirkung des heilenden Yogas nachzuweisen, klinische Versuche haben sehr gute Resultate gezeigt. Es gibt vier Phasen der Streßleiden. Die erste ist die physische Phase. Es kommt zu Gereiztheit, Energieverlust, Schlaflosigkeit und Angstattacken. Wenn diese nicht erkannt werden, beginnt die zweite, die psychosomatische Phase mit Bluthochdruck, Herzklopfen und Zittern. Die nächste Phase ist die somatische Phase, wenn die Krankheiten sich im Körper manifestieren. Die vierte Phase ist die organische Phase, in der die chronische Entzündung des betroffenen Organs voll ausgebrochen ist. Jetzt wird medizinische Hilfe notwendig. Durch Yoga kann schon die erste Phase vermieden werden; in der zweiten Phase können Streßsymptome gelindert werden; in der dritten Phase kann noch ein Therapieprogramm entwickelt werden, in der vierten Phase ist dann die Medizin gefragt. Im folgenden stelle ich spezielle Asanas für die häufigsten Leiden vor. Einige Krankheiten, vor allem Asthma, Migräne und Verdauungsstörungen sprechen sehr gut darauf an.

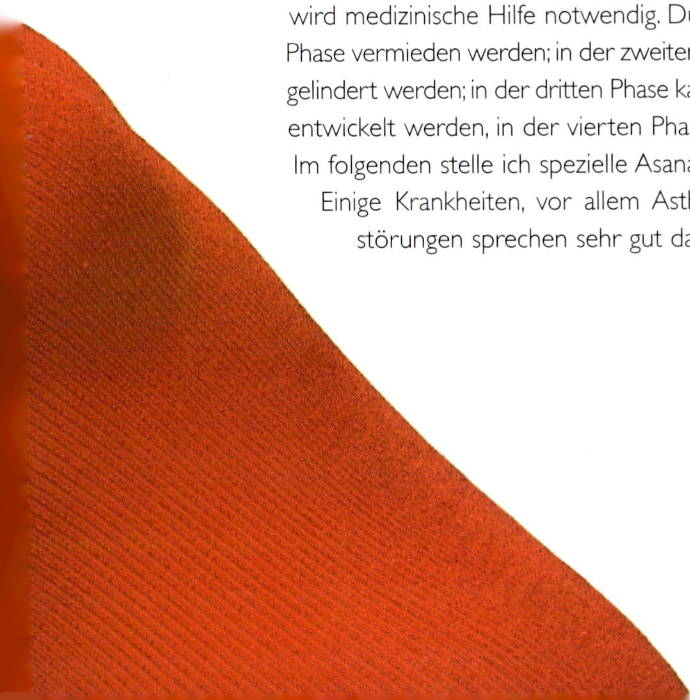

KOPF
Kopfschmerzen

Wenn Ihr Kopf dröhnt von geistiger Anspannung und Streß, bringt das Nach-Vorne-Fallenlassen des Kopfes in kürzester Zeit Erleichterung. Das Blut sammelt sich im Gehirn und beruhigt das Nervensystem. Viele Menschen spüren aber anfangs Schwindel und Übelkeit; es kann auch der Eindruck entstehen, der Schmerz werde heftiger, als daß er abnehme. Geraten Sie in diesem Fall nicht in Panik, sondern warten Sie, bis Sie sich daran gewöhnt haben. Wenn Sie während der ganzen Übung tief atmen, werden Schmerz und Panik schnell vorbeigehen. Achten Sie darauf, daß Ihr Gewicht gleichmäßig zwischen Fersen und Zehen verteilt ist, damit Sie das Gleichgewicht halten können. Die Bewegung sollte sehr flüssig und ohne Pausen durchgeführt werden.

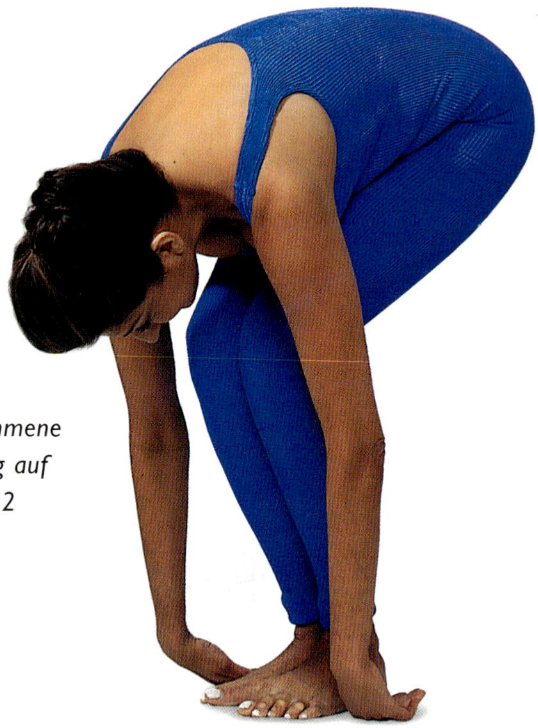

Nehmen Sie die vollkommene Stellung ein. Tief einatmen, und beim Ausatmen den Körper nach vorne fallen lassen. Die Knie beugen, den Kopf und Nacken entspannen, die Arme ausschütteln, und die Hände mit den Handflächen nach oben auf den Boden legen. Entspannen Sie jeden Muskel Ihres Körpers. Halten Sie die Stellung bei tiefer Atmung 30 Sekunden. ▸Dann einatmen und langsam aufrichten, Kopf und Arme bleiben vorne. ▸Strecken Sie Ihre Hüften nach vorn und drücken Sie die Schultern nach unten. Das Gewicht auf die Fersen verlagern, den Brustkorb öffnen und den Kopf ganz nach hinten fallen lassen. Ausatmen, normal weiteratmen und die Stellung 5 Sekunden halten. Dann den Kopf wieder heben und in die Ausgangsposition zurückkehren. Wiederholen Sie die Übung.

Vollkommene Stellung auf Seite 32

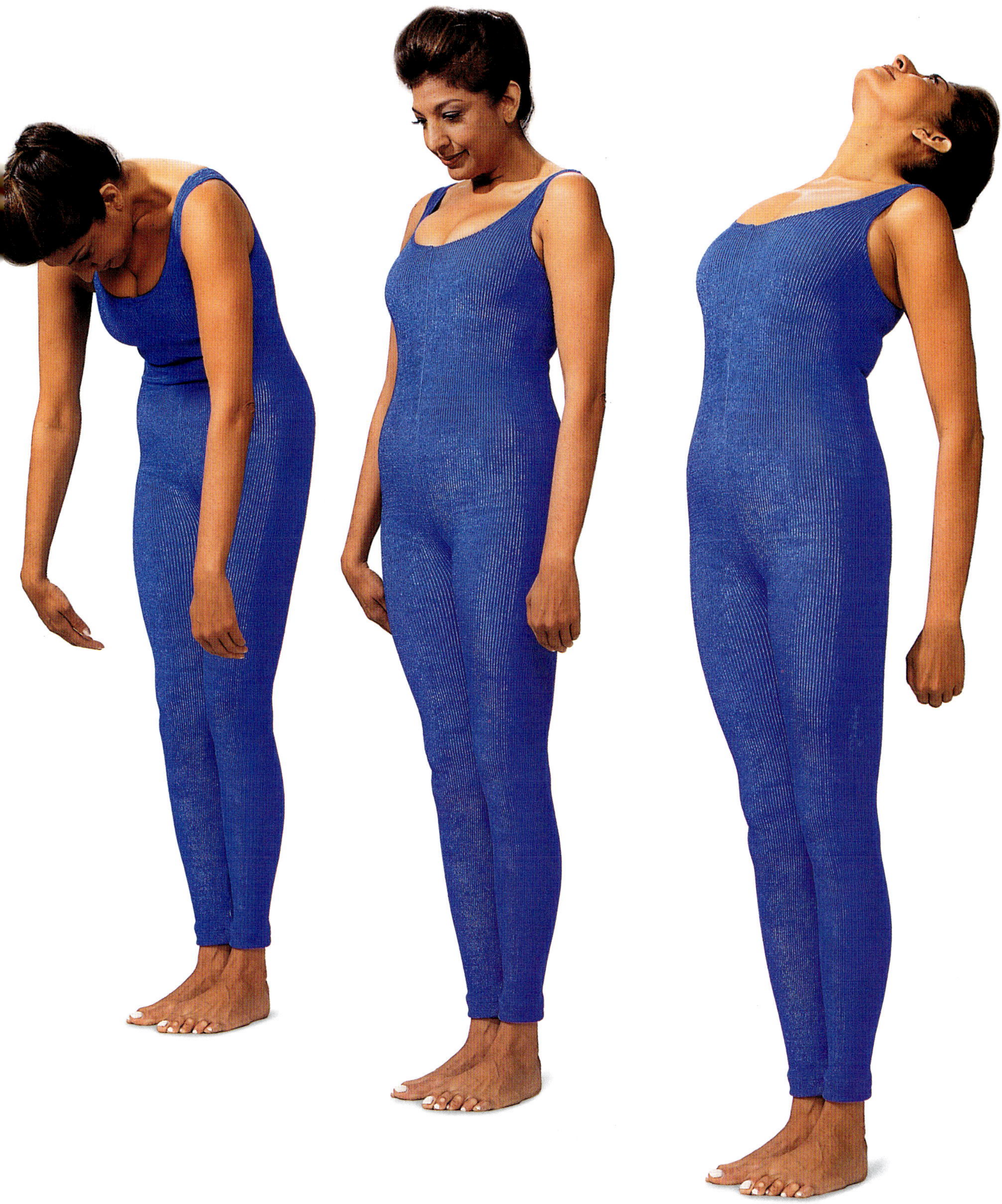

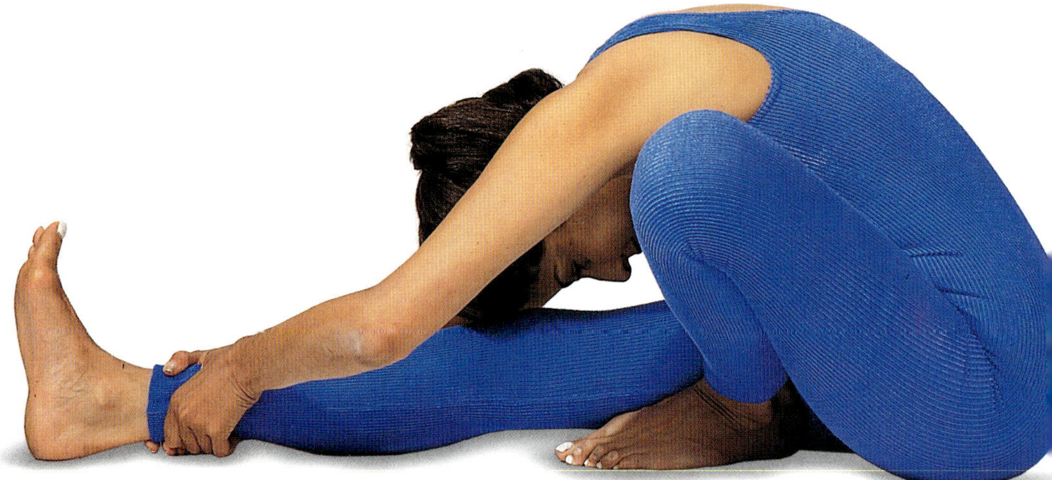

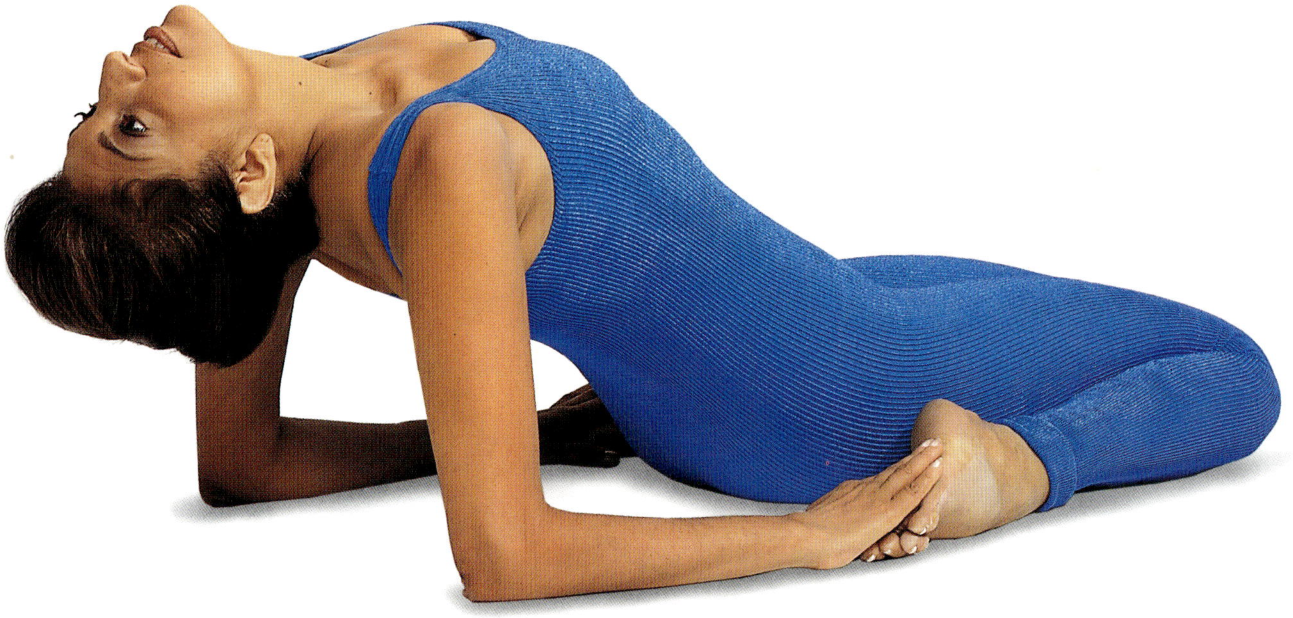

KOPF
Gehirn

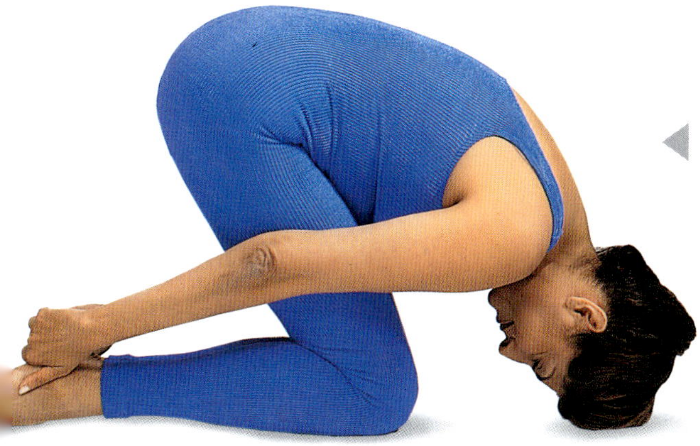

Das Gehirn ist der Sitz der Intelligenz, der Weisheit und der Unterscheidungskraft. Wenn Sie unter Gedächtnisverlust oder Schlafmangel leiden, lassen diese Stellungen das Blut durch die Hirnzellen fließen und erfrischen diese, so daß Sie wieder klarer denken können. Sie helfen auch, wenn das Gehirn schnell ermüdet. Tun Sie etwas gegen den Streß, bevor es zu Migräne und Schlaflosigkeit kommt.

Diese Übung hilft ausgezeichnet bei Kopfschmerzen und stimuliert die Hirnzellen. Setzen Sie sich aufrecht auf die Knie, plazieren Sie die Hände auf die Knöchel oder vor sich auf den Boden. Die Stirn auf den Boden legen. Einatmen und bis zur Kopfspitze nach vorne rollen. Ausatmen und die Nakkendehnung lösen. 5mal wiederholen.

Damit das Blut in Schwung kommt, setzen Sie sich mit ausgestreckten Beinen hin, die Zehen zeigen zum Kopf. Bringen Sie Ihren linken Fuß so weit wie möglich zu Ihrem rechten Schenkel. Greifen Sie mit den Händen den rechten Knöchel oder das Bein. Einatmen, die Bauchmuskeln hochziehen. Ausatmen und die Stirn auf das rechte Knie fallen lassen. 10 Sekunden halten, tief atmen und dann wieder aufrichten. Wiederholen Sie die Übung mit dem anderen Bein.

Für eine weitere Kopfübung setzen Sie sich aufrecht hin, die Knie berühren sich. Einatmen, und während des Ausatmens den Kopf nach hinten fallen lassen. Nach hinten lehnen und mit den Ellbogen unterstützen. 5 Sekunden halten und normal atmen. Die Stellung lösen und wiederholen.

KOPF
Geist

Wenn Menschen unter Streß leiden, fällt es ihnen schwer, sich längere Zeit auf etwas zu konzentrieren. Ihre Gedanken sind oft verwirrend und widersprüchlich. Diese Gleichgewichtsübungen stärken die Konzentrationsfähigkeit. Wenn Sie sich darauf konzentrieren, auf einem Bein zu stehen, werden negative oder ablenkende Gedanken vertrieben. Anfangs sind diese Übungen eine Herausforderung, und Sie werden nicht glauben, auf einem Bein balancieren zu können, aber mit etwas Ausdauer werden Sie Ihr Ziel bald erreichen.

Nehmen Sie die vollkommene Stellung ein. Atmen Sie normal, und ziehen Sie die Energie nach innen. 5 Sekunden halten. Stellen Sie dann Ihren rechten Fuß in eine Linie zum linken Knöchel. Hände vor der Brust falten, und 5 Sekunden halten. ▸Dann mit der rechten Hand, je nach Flexibilität, das rechte Bein an die linke Wade, ans Knie oder an den Innenschenkel legen, so daß Ihr Knie einen rechten Winkel zum geraden Bein einnimmt. Die Arme mit geschlossenen Händen über den Kopf heben und balancieren. 5–10 Sekunden halten und auf einen Punkt konzentrieren. Auf der anderen Seite wiederholen.

Die Gleichgewichtsstellung auf einem Bein (rechts) ist schwieriger. Stellen Sie sich gerade hin, die Füße berühren sich. Beide Hände auf den Boden legen zum Balancieren, dann den rechten Knöchel umfassen und auf einen Punkt auf dem Boden konzentrieren. ▸Einatmen, die Bauchmuskeln anspannen, und das linke Bein nach oben heben, ohne die Hüften zu drehen. Ausatmen und normal weiteratmen. Auf der anderen Seite wiederholen.

Vollkommene Stellung siehe Seite 32

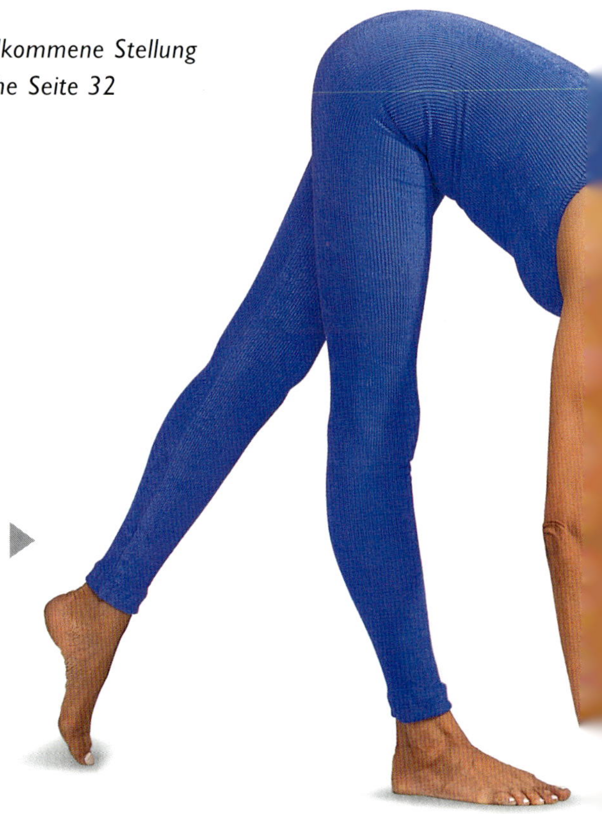

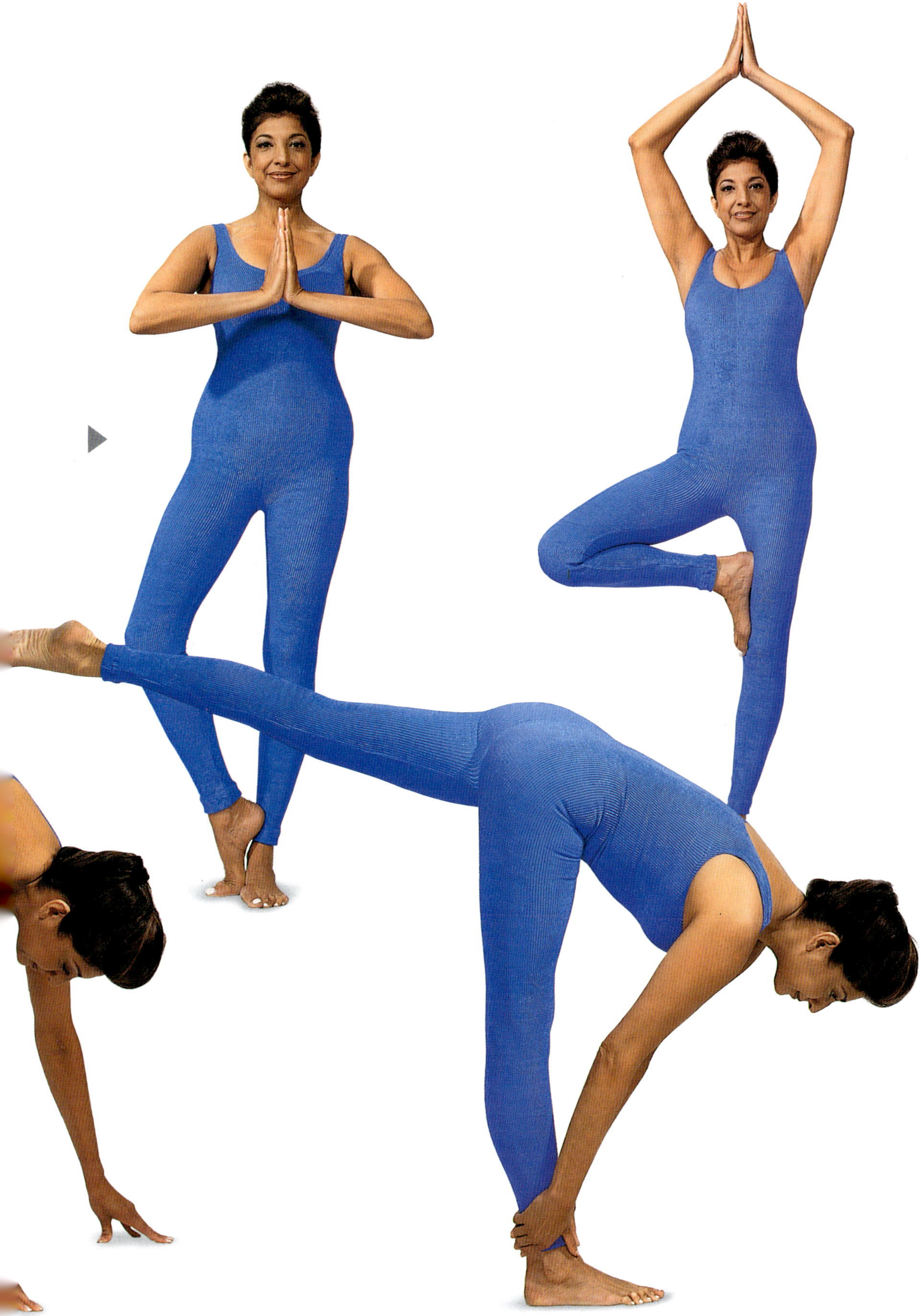

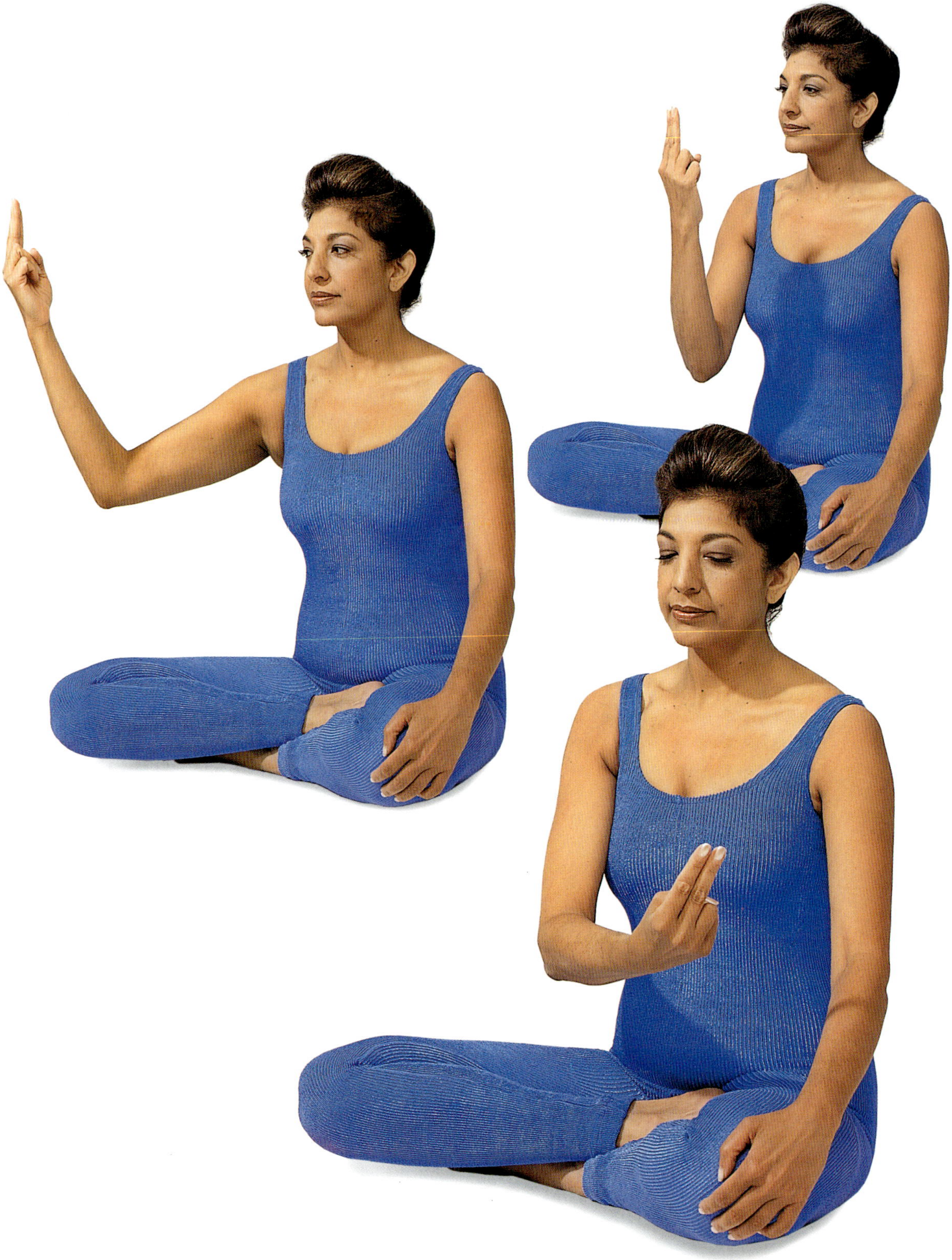

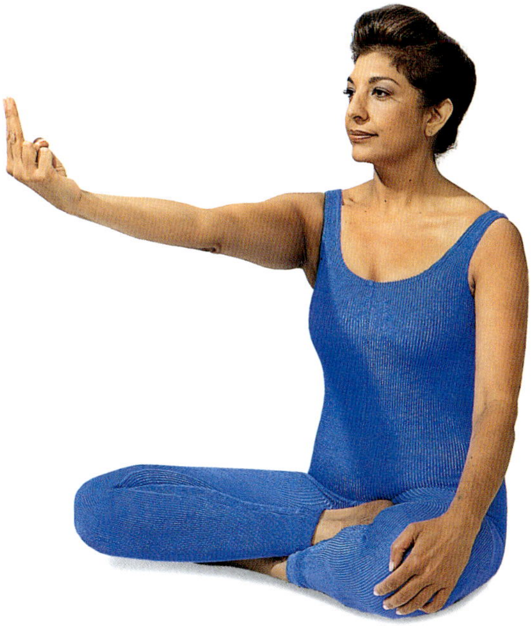

KOPF

Augenschmerzen

Menschen, die unter Streß stehen, klagen oft über eine verschwommene Sicht und schmerzende Augen. Diese Übung lindert die Schmerzen und stärkt die Muskulatur. Oft werden die Augen vernachlässigt, weil man vergißt, auch diese Muskeln zu trainieren. Bei dieser Übung sollten Sie Nacken und Kopf stillhalten und nur die Augen bewegen. Anfangs werden die Augen schmerzen, aber mit der Zeit werden die Muskeln gestärkt, und Sie werden keine Anspannung mehr spüren. Wenn Sie diese Augenübungen zweimal am Tag ausführen, werden Sie bald eine Verbesserung der Sicht feststellen.

Setzen Sie sich mit gekreuzten Beinen auf den Boden. Die linke Hand ruht auf dem Knie, der rechte Arm ist ausgestreckt. Zeige- und Mittelfinger sind gestreckt, die anderen Finger gebeugt. Halten Sie den ausgestreckten Arm vor die Nase, und konzentrieren Sie sich auf die Finger. ▸Bringen Sie sie dann langsam in Richtung Nase, ohne daß die Augen abschweifen. Berühren Sie mit den Fingern die Nase, die Augen drehen sich mit nach innen. ▸5 Sekunden halten und dann den Arm langsam wieder strecken. Strengen Sie sich an, klar zu sehen, falls die Sicht verschwommen wird. Schließen Sie die Augen zum Entspannen, und wiederholen Sie dann. ▸Danach führen Sie die Finger nach rechts oben. Ziehen Sie in Ihrer Vorstellung eine Linie von der rechten Hand diagonal hinunter zur linken Hand. Der Kopf bleibt unbewegt. Wechseln Sie die Hand, und wiederholen Sie die Übung auf der anderen Seite.

KREISLAUF
Energie

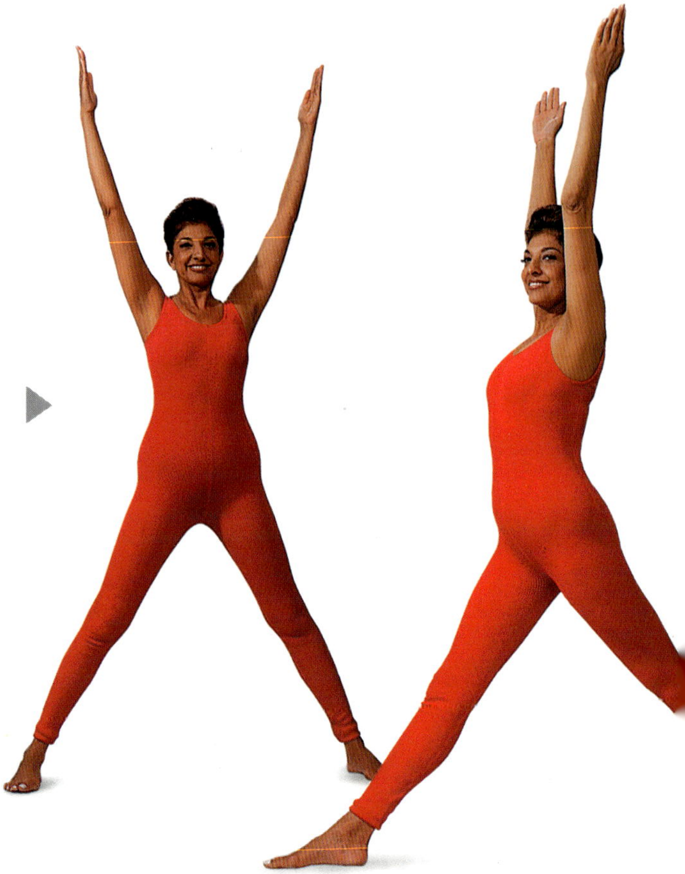

Träge Menschen haben meist einen schwachen Blutkreislauf. Streß führt zu chronischer Erschöpfung, die Muskulatur bleibt auch beim Ruhen angespannt. Dies kann durch Ankurbelung des Kreislaufes gelöst werden, was sich lindernd auf Depressionen auswirkt und den Energiemangel aufhebt. Wer unter einem schwachen Blutkreislauf leidet, hat immer kalte Hände und Füße und ist anfällig für Erkältungskrankheiten. Bewegen Sie sich sanft in verschiedene Richtungen, um die Energie zu steigern. Diese Übung vertieft die Atmung und stärkt den Körper. Überfordern Sie sich aber nicht, sondern versuchen Sie Flexibilität und Ausdauer stetig zu steigern.

Stellen Sie sich breitbeinig hin, die Zehen zeigen nach vorne. Einatmen und die gestreckten Arme nach oben schwingen, die Handflächen zeigen zueinander. ▸Ausatmen und weiteratmen, rechten Fuß und Körper nach rechts drehen. Den linken Fuß drehen, bis der Innenrist in einer Linie mit der rechten Ferse ist. Die Schultern und Hüften bleiben gerade, die Arme sind nahe an den Ohren. ▸Einatmen, und das rechte Knie nach vorne beugen. Ausatmen. Die Wirbelsäule ist aufrecht, hinteres Bein und Knie bleiben gerade. 5 Sekunden halten. ▸Einatmen, das rechte Bein strecken, ausatmen und mit gestreckten Armen nach vorne lehnen, der Rücken bleibt gerade. Hände falten und Daumen überkreuzen. ▸Einatmen, das rechte Knie beugen, und die Arme noch weiter nach vorn strecken. Den linken Fuß fest in den Boden drücken. Ausatmen, tief weiteratmen und 10–15 Sekunden halten. Die Übung mit dem anderen Bein wiederholen.

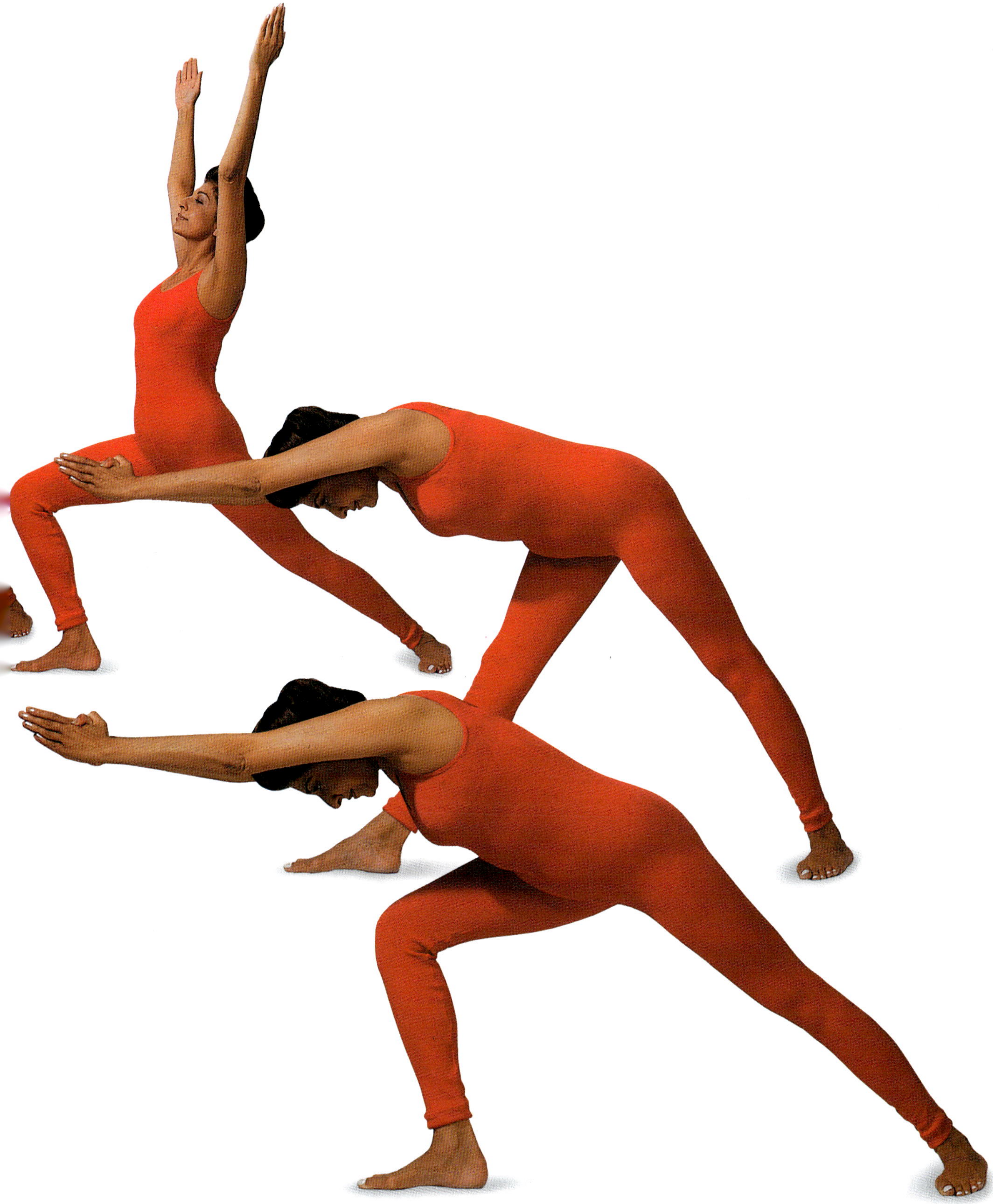

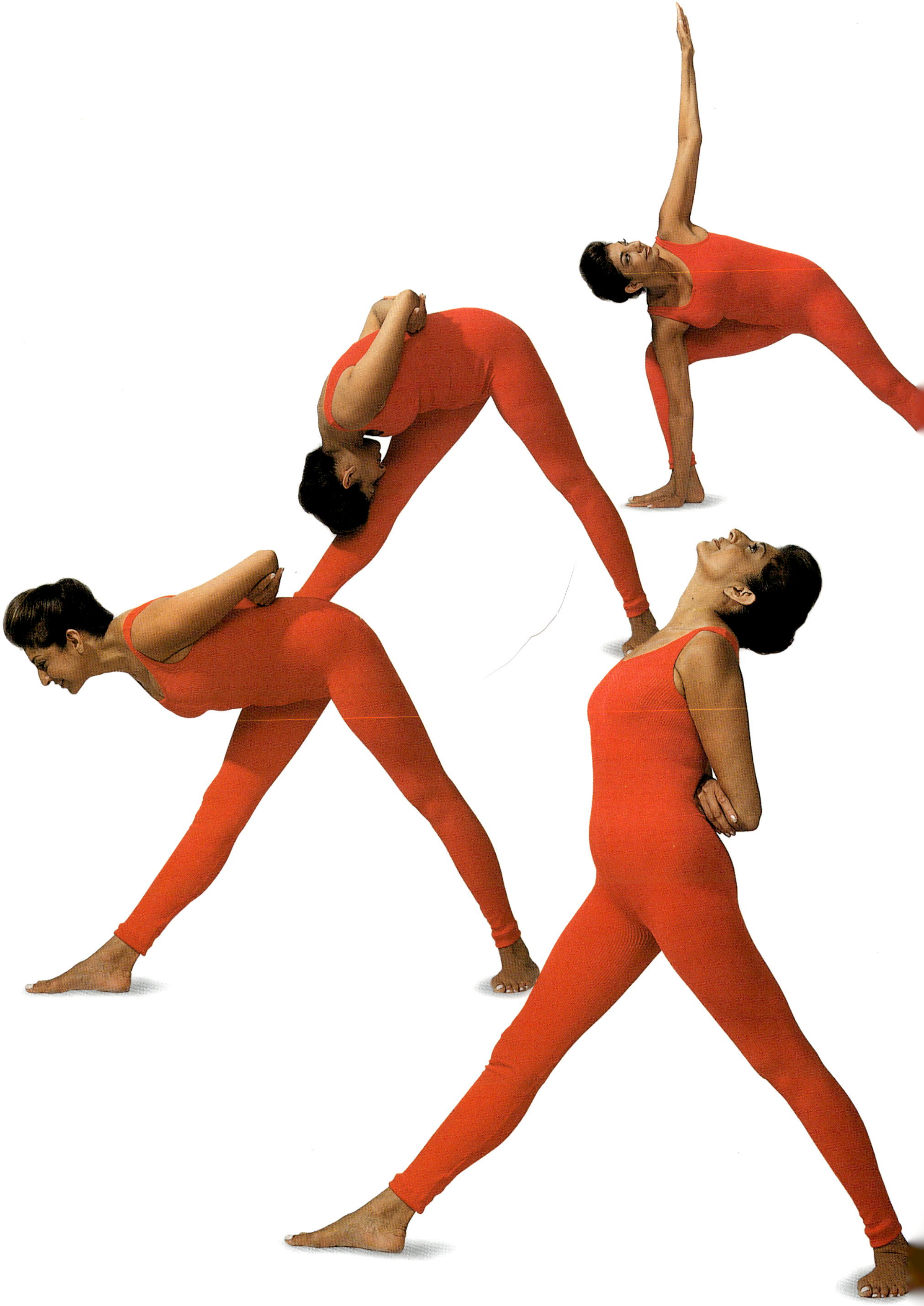

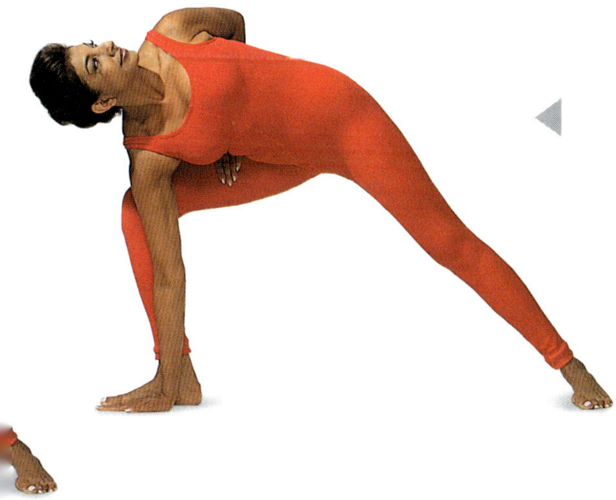

KREISLAUF
Giftstoffe

Bei den Yogaübungen, den Vorwärts-, Seitwärts- und Rückwärtsbeugen, werden Nerven, Gewebe und Adern des Körpers mit frischem Blut und Sauerstoff versorgt. Durch das Lösen der angelagerten schädlichen Giftstoffe wird das gesamte System gereinigt. Bei dieser dynamischen Übung glaubt man nur zu schwitzen, aber tatsächlich werden viele Giftstoffe aus dem Körper ausgeschieden. Manche Menschen fühlen sich in diesen Stellungen unwohl, weil sich durch Alkohol, Drogen, Streß und schlechte Eßgewohnheiten besonders viele Giftstoffe angesammelt haben. Wenn diese Giftstoffe nicht entfernt werden, kann das Immunsystem zusammenbrechen – schwerwiegende Krankheiten wie Herzleiden, Geschwüre und Diabetes sind die Folge.

Diese Übung ist die Fortsetzung der vorhergehenden Übung, beginnen Sie mit der Position 5.

Das rechte Knie ist immer noch gebeugt. Einatmen, und die Hand auf den Boden vor den rechten Fuß legen. Beim Ausatmen den Körper drehen, so daß die Schultern in einer Linie sind. ▸Einatmen, und den linken Arm nach oben heben, die Handfläche zeigt nach hinten. Weiter drehen, und dabei über die linke Schulter schauen. Ausatmen und normal weiteratmen. Strecken Sie den Arm und schauen Sie nach oben zur Hand. ▸Dann zurückdrehen zum rechten Bein, das Knie durchstrecken, und die Hände hinter dem Rücken falten. Legen Sie die Stirn auf das Knie. Tief atmen, und 5–10 Sekunden halten. ▸Einatmen, den Körper aufrichten und zur Entspannung des Nackens den Kopf nach hinten legen. ▸Ausatmen, normal weiteratmen, und 5 Sekunden halten. Auf der anderen Seite wiederholen.

KREISLAUF
Gelenke

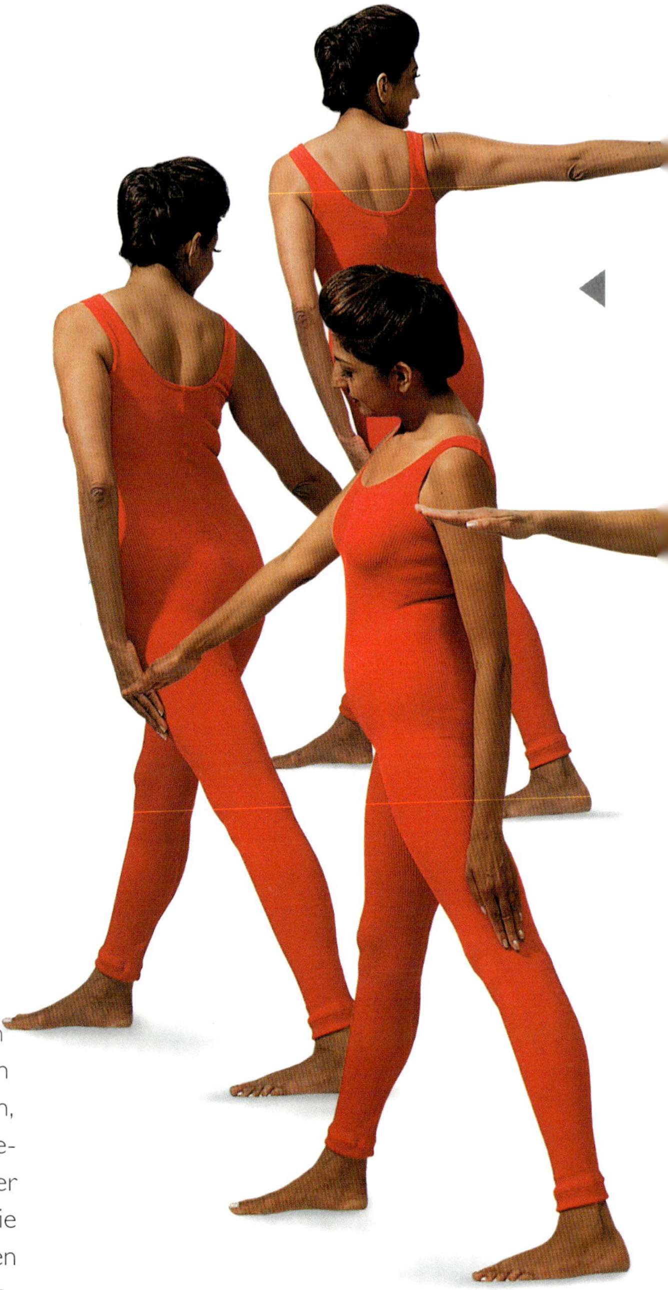

Diese einfache Bewegung mit Armen und Körper erhöht den Blutkreislauf vor allem in den Gelenken, den Händen und Fingerspitzen. Wenn Sie unter streßbedingtem Rheumatismus oder unter Arthritis leiden, wird diese Übung die Schmerzen lindern, denn das Schwingen im Kreis lockert allmählich die Gelenke. Der sanfte Ansatz des Yoga hilft, die Steifheit zu lösen, während die Muskelgruppen durch die richtige Atmung entspannt werden. Wenn Ihr Hüft-, Knie- oder Ellbogengelenk akut entzündet ist, versuchen Sie nicht, etwas zu erzwingen. Lassen Sie sich vom Schwingen tragen, atmen Sie tief durch, um den Körper zu entspannen und ihn beweglicher zu machen. Halten Sie die Füße ruhig, während Sie von einer Seite zur anderen schwingen.

Stellen Sie sich aufrecht hin, die Füße einen Meter auseinander, die Zehen zeigen nach vorn, die Arme liegen an der Seite. Drehen Sie sich nach rechts und schauen Sie über die rechte Schulter, den Arm in einer Linie mit der Schulter. ▸Einatmen, und den rechten Arm nach unten nehmen. ▸Dann ausatmen, und den Arm vor Ihrem Körper in einer Kreisbewegung nach hinten hochschwingen, bis er in einer diagonalen Linie zu Ihrem Kopf steht. Dehnen Sie dabei die linke Seite so weit wie möglich. Entspannen Sie Knie und Hüften, um die Schwingung zu verstärken. ▸Einatmen, und beim Ausatmen die linke Seite strecken, und die Wirbelsäule drehen. Normal atmen, und 10 Sekunden halten. Die ganze Übung auf der anderen Seite wiederholen. Führen Sie diese Übung so lange aus, bis Sie spüren, daß alle Gelenke gelockert sind.

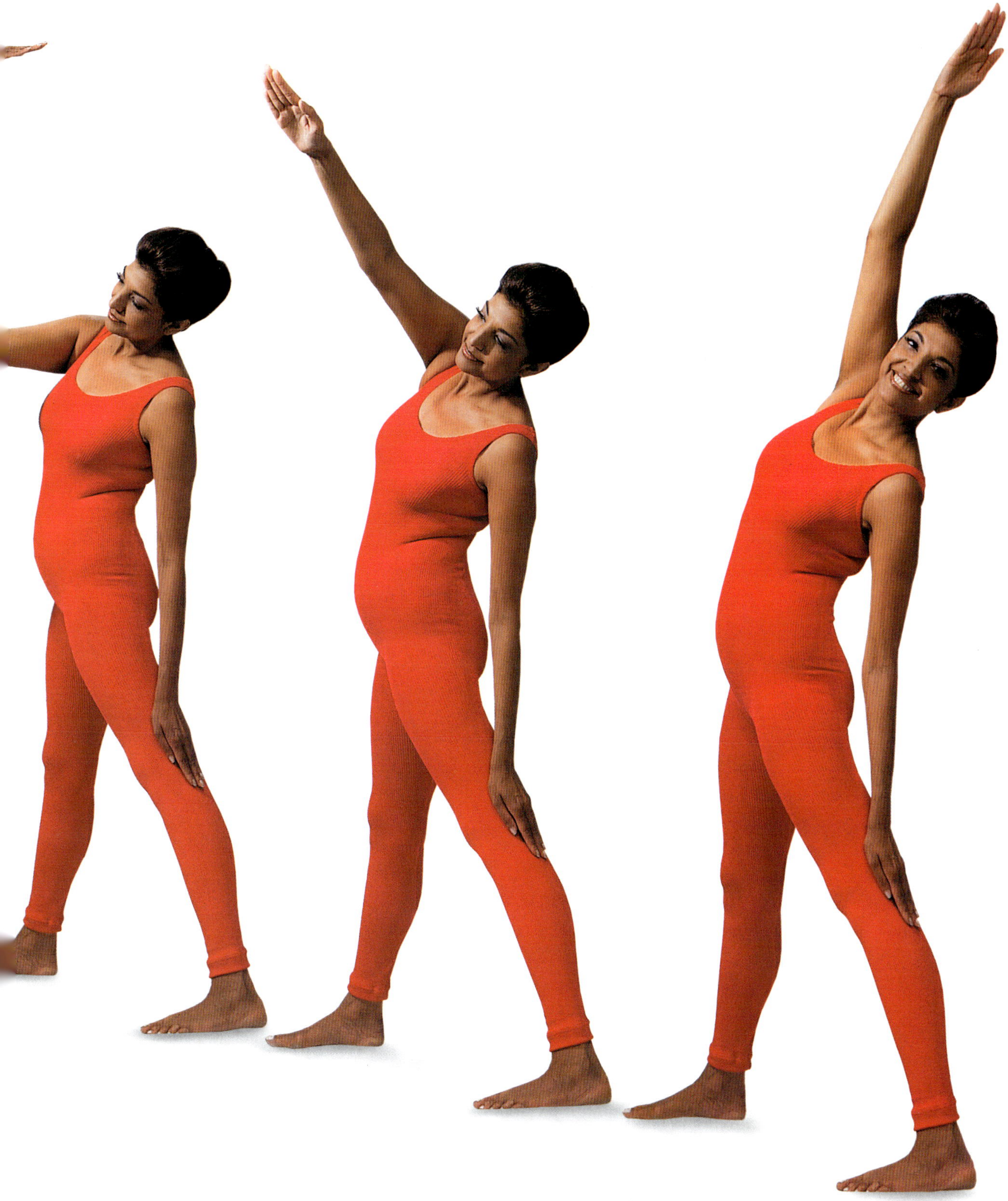

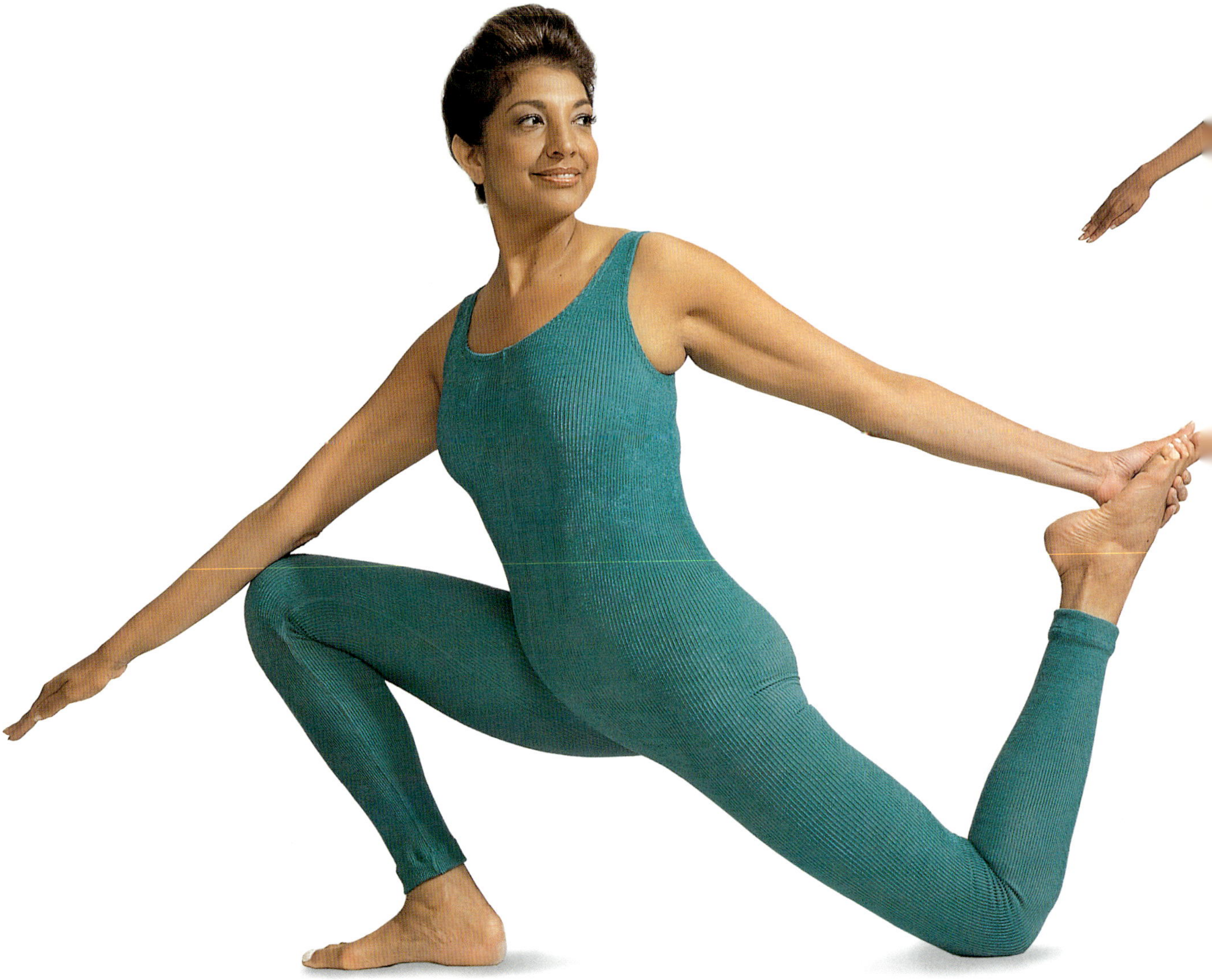

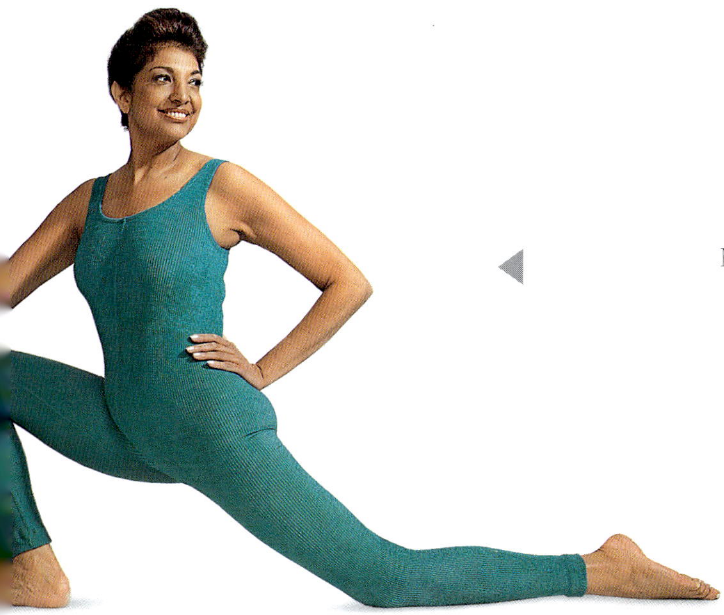

RÜCKEN
Muskeln

Menschen, die unter Rückenschmerzen leiden, befürchten oft, den Rücken durch Körperübungen noch mehr zu schädigen. Es ist jedoch sehr wichtig, die Rückenmuskulatur zu stärken, um Überanstrengungen zu vermeiden und Schmerzen zu lindern. Yoga bietet sich als eine ganz natürliche Lösung an, denn hier wird viel Wert gelegt auf die richtige Haltung und Ausrichtung der Wirbelsäule. Während der Übungen werden die Muskeln gestärkt und die natürliche Haltung der Wirbelsäule beachtet. In der vollkommenen Stellung muß die Muskulatur des unteren Rückens die ganze Wirbelsäule tragen. Ischias und Bandscheibenvorfall sind das Ergebnis eines zu schwachen Rückens; ein gesunder, starker Rücken ist die Voraussetzung für eine vollkommene körperliche Gesundheit.

Diese Übung stärkt und formt den Rücken und erhöht die Flexibilität. Auch Taille, Hüften und Beine werden trainiert.

Stellen Sie sich aufrecht hin, Beine zusammen. Einatmen, den Kopf nach unten fallen lassen. Ausatmen, und beide Knie beugen. Einatmen, das linke Bein gerade nach hinten strecken, das rechte noch weiter nach vorne beugen. Den linken Fuß ausstrecken, Rumpf und Hüften zeigen nach vorne. Einatmen, und langsam den Oberkörper nach links drehen und über die linke Schulter schauen. ▸Jetzt den linken Fuß anheben und an den Zehen fassen. Ausatmen, und 5 Sekunden balancieren. Achten Sie darauf, oberhalb des Knies zu balancieren, um Verletzungen zu vermeiden. Die Stellung lösen, indem Sie sich nach vorne drehen, mit den Fingerspitzen auf dem Boden abstützen und in die Ausgangsposition zurückkehren. Wiederholen Sie die Übung auf der anderen Seite.

RÜCKEN
Krämpfe

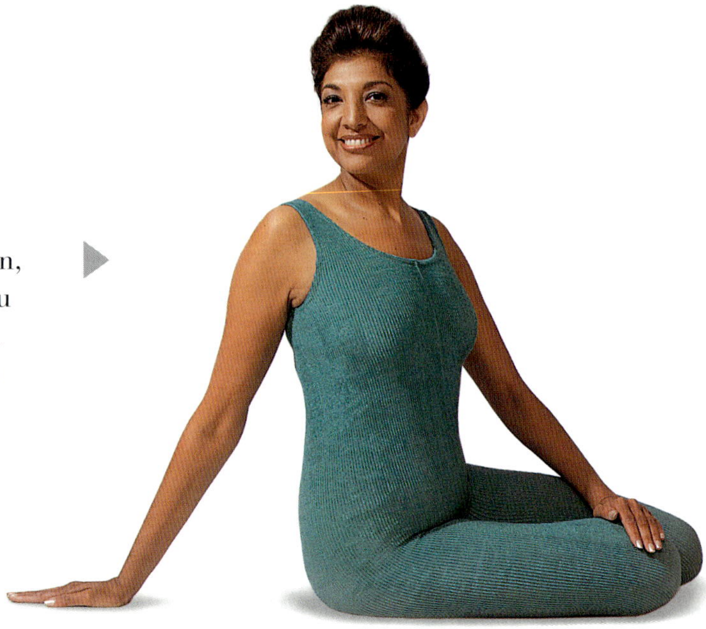

Wenn man unter Streß steht, leiden Muskeln, Bänder und Nerven darunter. Es kommt zu Rückenkrämpfen oder Muskelkontraktionen, die energiezehrend sind und zu allgemeinen Beschwerden führen. Diese Drehübungen sind krampflösend und stärken die Muskulatur. Tief atmen, so daß die Krämpfe gelindert und die Muskeln entspannt werden.

Setzen Sie sich auf die rechte Hüfte, beide Beine sind nach links gebeugt. Die linke Hand liegt auf dem rechten Knie, der rechte Arm stützt ab. Einatmen, nach rechts drehen und über die rechte Schulter schauen. Ausatmen, 10–15 Sekunden weiteratmen, und auf der anderen Seite wiederholen.

Wenn Sie einen scharfen Schmerz verspüren, stoppen Sie sofort die Drehung! Ein dumpfer Schmerz ist in Ordnung, wenn er nicht stärker wird.

Setzen Sie sich aufrecht hin, beide Beine sind ausgestreckt. Den rechten Fuß an die Innenseite des linken Knies legen. Nach vorne beugen, und vom Steißbein aus strecken. Den linken Daumen strecken, den Ellbogen beugen, den großen Zeh mit Zeige- und Mittelfinger fassen und nach rechts drehen. Die rechte Hand liegt mit der Handfläche nach oben auf dem unteren Rücken. Über die rechte Schulter schauen und weiter dehnen. 10–20 Sekunden halten, und auf der anderen Seite wiederholen.

Das linke Bein beugen, Knie und linke Hüfte sind in einer Linie. Den rechten Fuß vor das linke Knie stellen, so daß die Hüften gerade sind. Einatmen, den linken Arm unter das Knie schieben, um die Dehnung zu erhöhen. Die rechte Hand stützt ab. Ausatmen, über die rechte Schulter schauen und drehen. Auf der anderen Seite wiederholen.

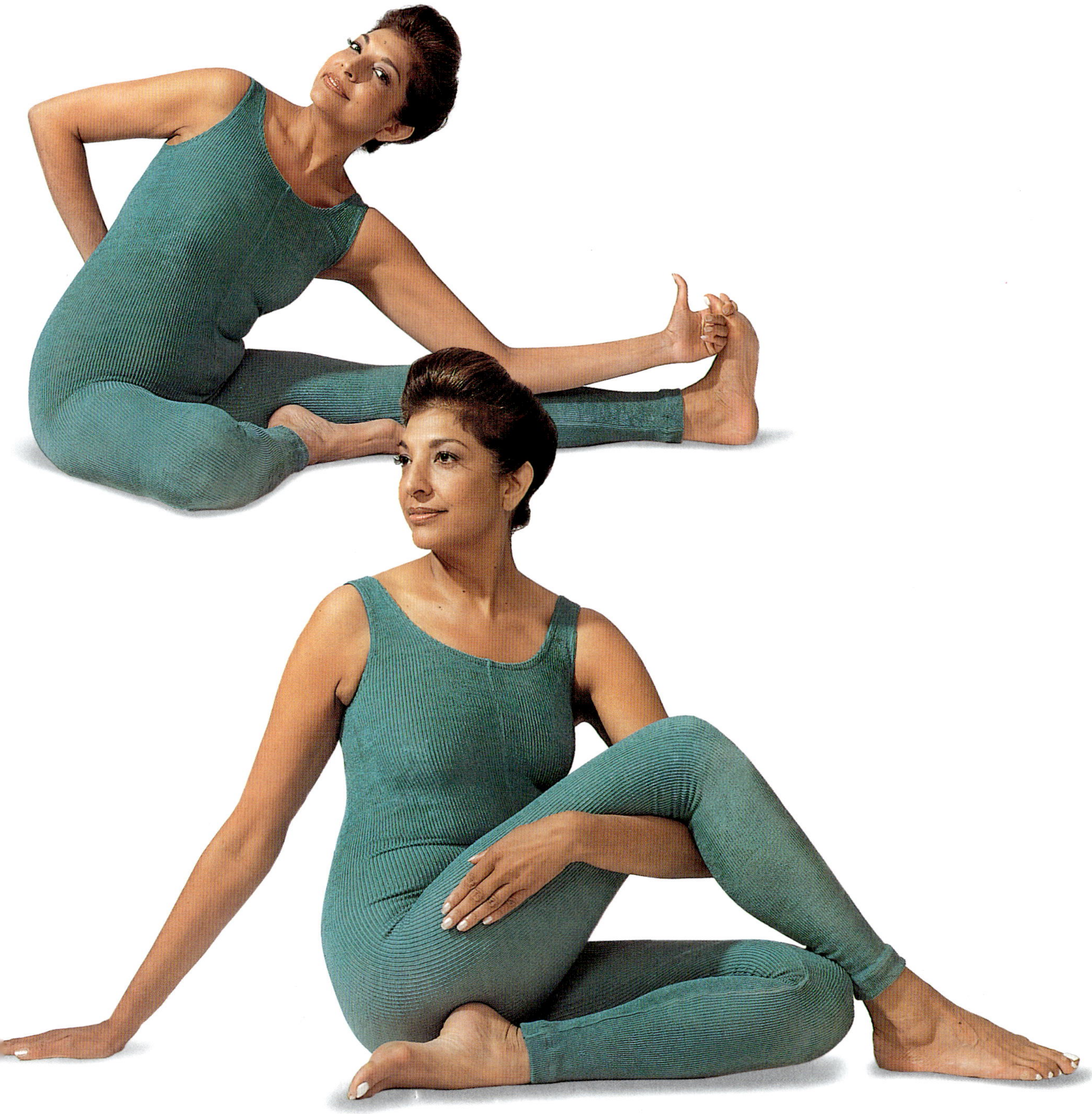

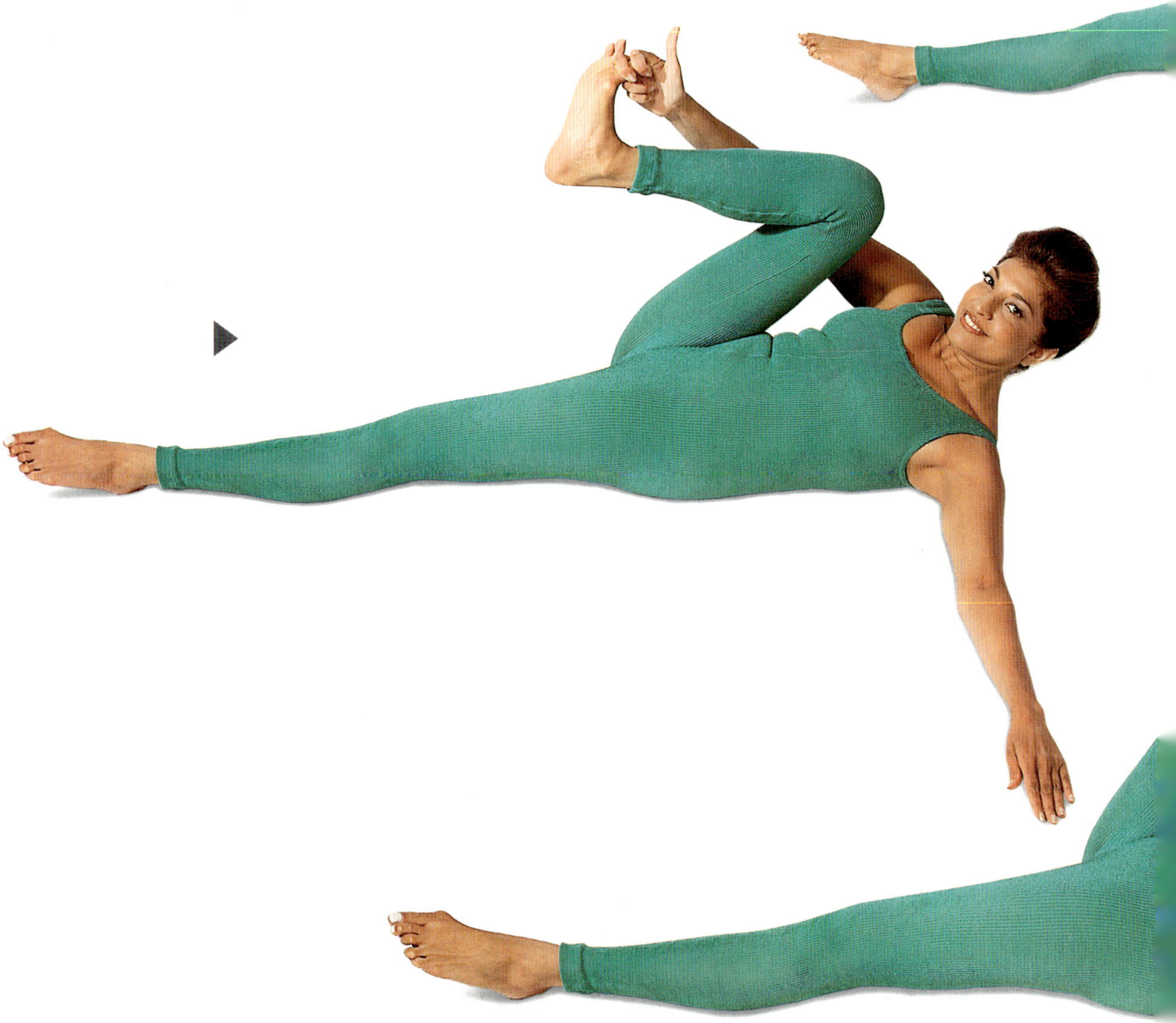

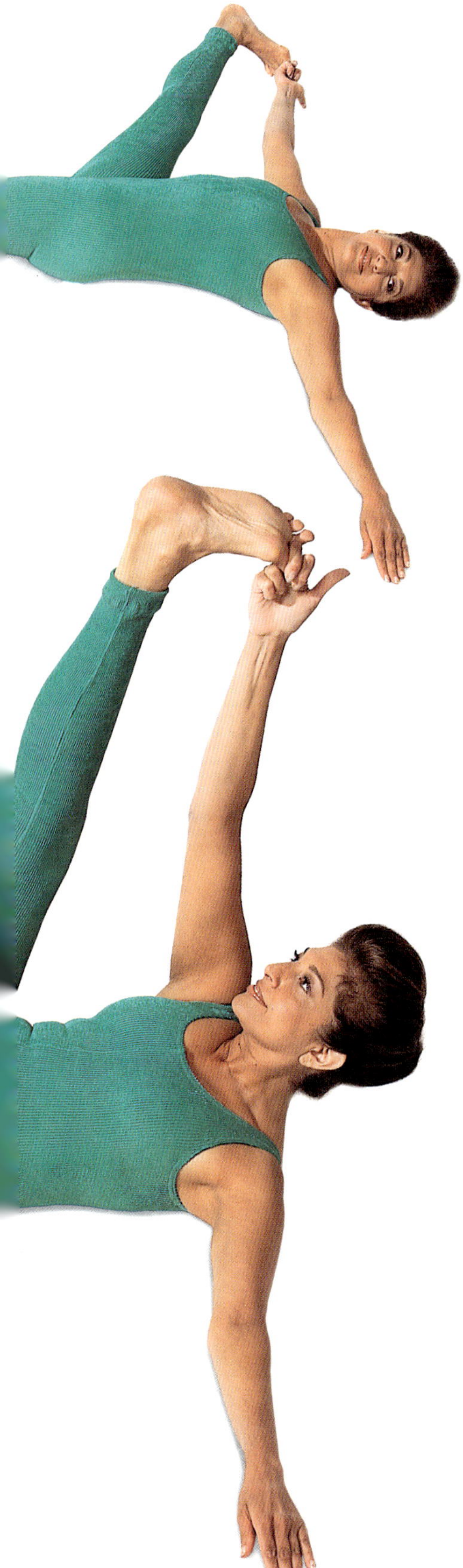

RÜCKEN
Verspannungen

Seitliche Drehungen lindern Rückenschmerzen und stärken den unteren Rücken. Falls Sie Probleme haben bei den Übungen, können Sie die Knie beugen. Rückenschmerzen werden durch Spannungen verschlimmert; versuchen Sie also, stets geistig entspannt zu bleiben. Jeglicher Streß verfestigt sich im Körper, und der Rücken ist besonders anfällig für chronische Leiden. Yoga mit seinem ganzheitlichen Ansatz ist die beste Methode gegen Rückenprobleme – Geist und Körper werden entspannt und beruhigt, und Gefühle wie Angst und Sorge, die sich ansonsten als Verspannungen in den Muskelgruppen festsetzen, werden gelöst.

Legen Sie sich flach auf den Rücken, und strecken Sie die Arme, mit den Handflächen nach unten, in Höhe der Schultern aus. Einatmen, und das rechte Knie zur Brust hin beugen, die Schultern dabei auf dem Boden lassen. Heben Sie den Kopf, strecken Sie den Daumen aus, und fassen Sie den großen Zeh mit Zeige- und Mittelfinger. Achten Sie darauf, die Hüften flach auf dem Boden zu lassen. ▸Ausatmen, und das Bein durchstrecken; wenn möglich den Zeh weiterhin festhalten. 5 Sekunden halten, und dann den Kopf auf den Boden legen. ▸Einatmen, und beim Ausatmen das Bein auf die rechte Seite legen, bis es den Boden in einem rechten Winkel zum Körper berührt. Die Hüften bleiben weiterhin auf dem Boden. Wiederholen Sie die Übung auf der anderen Seite.

BAUCH
Magen

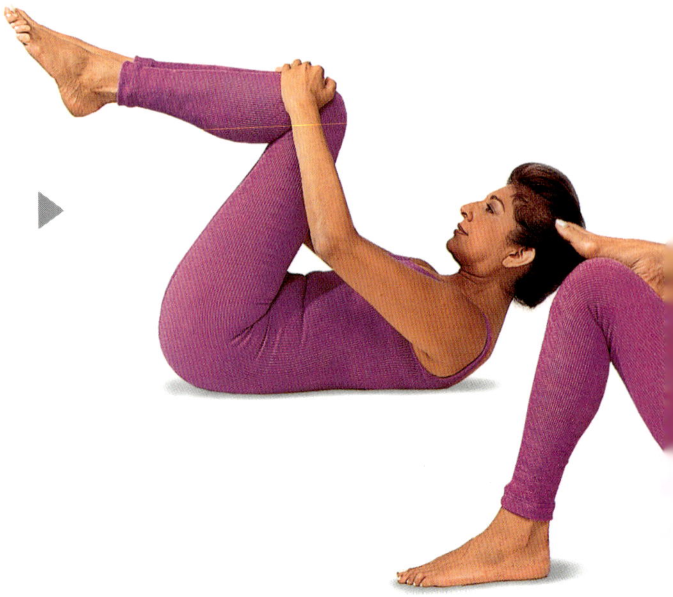

Durch nervöse Anspannungen entwickelt der Magen Säure, die zu Magenbeschwerden wie Blähungen, Sodbrennen und Reizdarm führen können. Säure und Giftstoffe zerstören die Magenschleimhaut, verändern die Darmflora und führen schließlich zu diesen Krankheiten. Inzwischen gehen auch die Ärzte davon aus, daß es eine direkte Verbindung gibt zwischen dem emotionalen Gleichgewicht eines Menschen und seiner Anfälligkeit für bestimmte Krankheiten. Menschen die unter Magenschmerzen leiden, regen sich leicht auf – der Magen reagiert darauf mit Muskelkrämpfen. Meist wird dann versucht, diese Schmerzen mit Medikamenten zu beheben. Durch das Yoga entspannt sich der Magen aber sofort, denn es wird gelehrt, in den Schmerz hineinzuatmen und ihn dadurch zu lösen.

Legen Sie sich flach auf den Boden. Einatmen und beide Knie zur Brust hochziehen, den Kopf dabei vom Boden heben. Ausatmen, und 10 Sekunden halten. ▸Den linken Fuß auf den Boden vor der linken Hüfte aufsetzen. Einatmen, und das rechte Knie noch näher zur Brust bringen, das Knie dabei mit der rechten Hand, den Knöchel mit der linken Hand halten. Ausatmen, und 5 Sekunden halten. ▸Dann beide Hände hinter das rechte Knie legen, tief ein- und ausatmen, und das Bein strecken. Normal atmen und 10 Sekunden halten. ▸Die Hände auf die Knöchel legen, einatmen, und das Bein zum Kopf hin dehnen. Ausatmen, und den Kopf zum Bein hochheben. Tief atmen, und 10 Sekunden halten, dabei versuchen, mit der Stirn das Knie zu berühren. Das Bein entspannen, und auf der anderen Seite wiederholen.

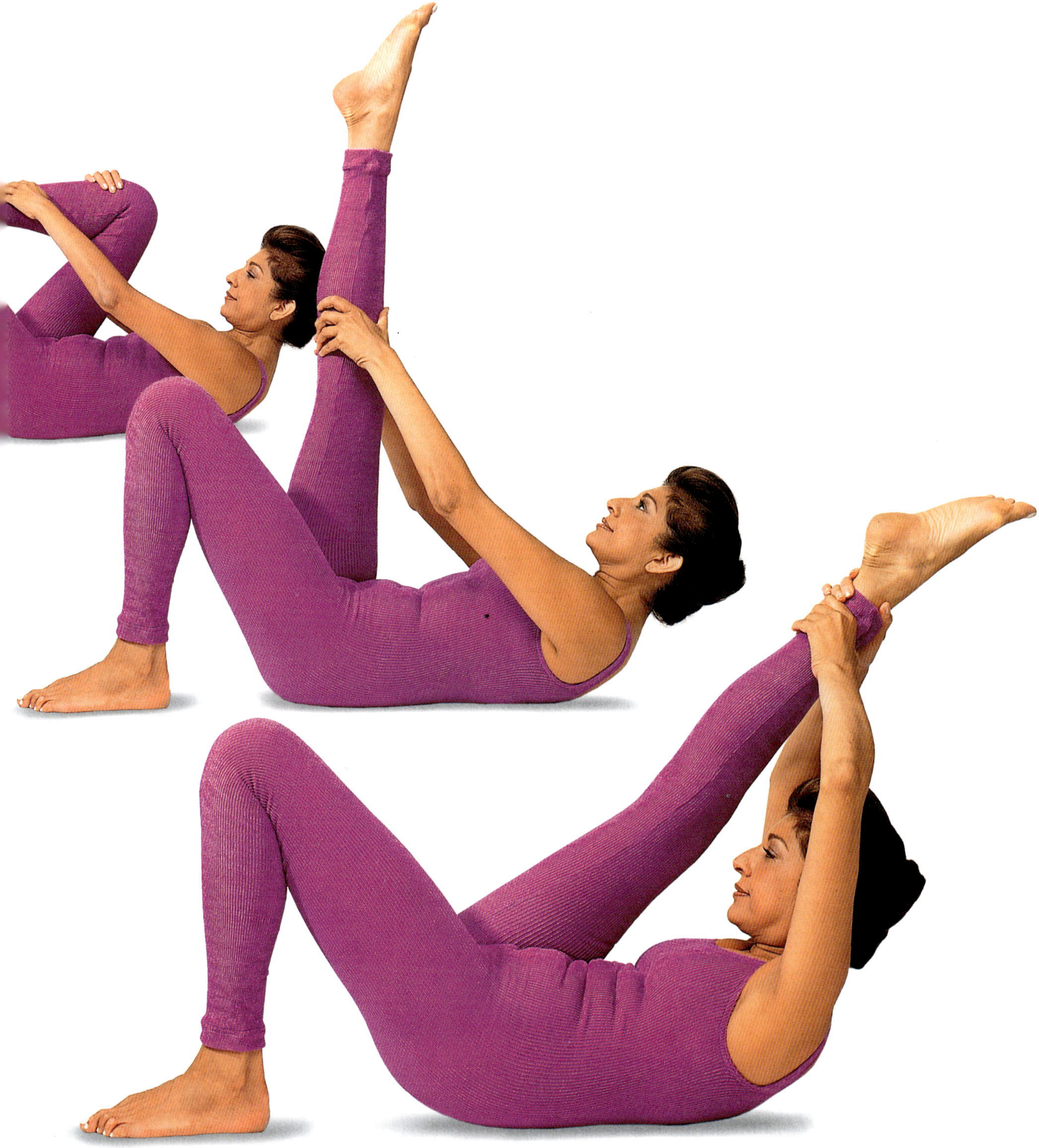

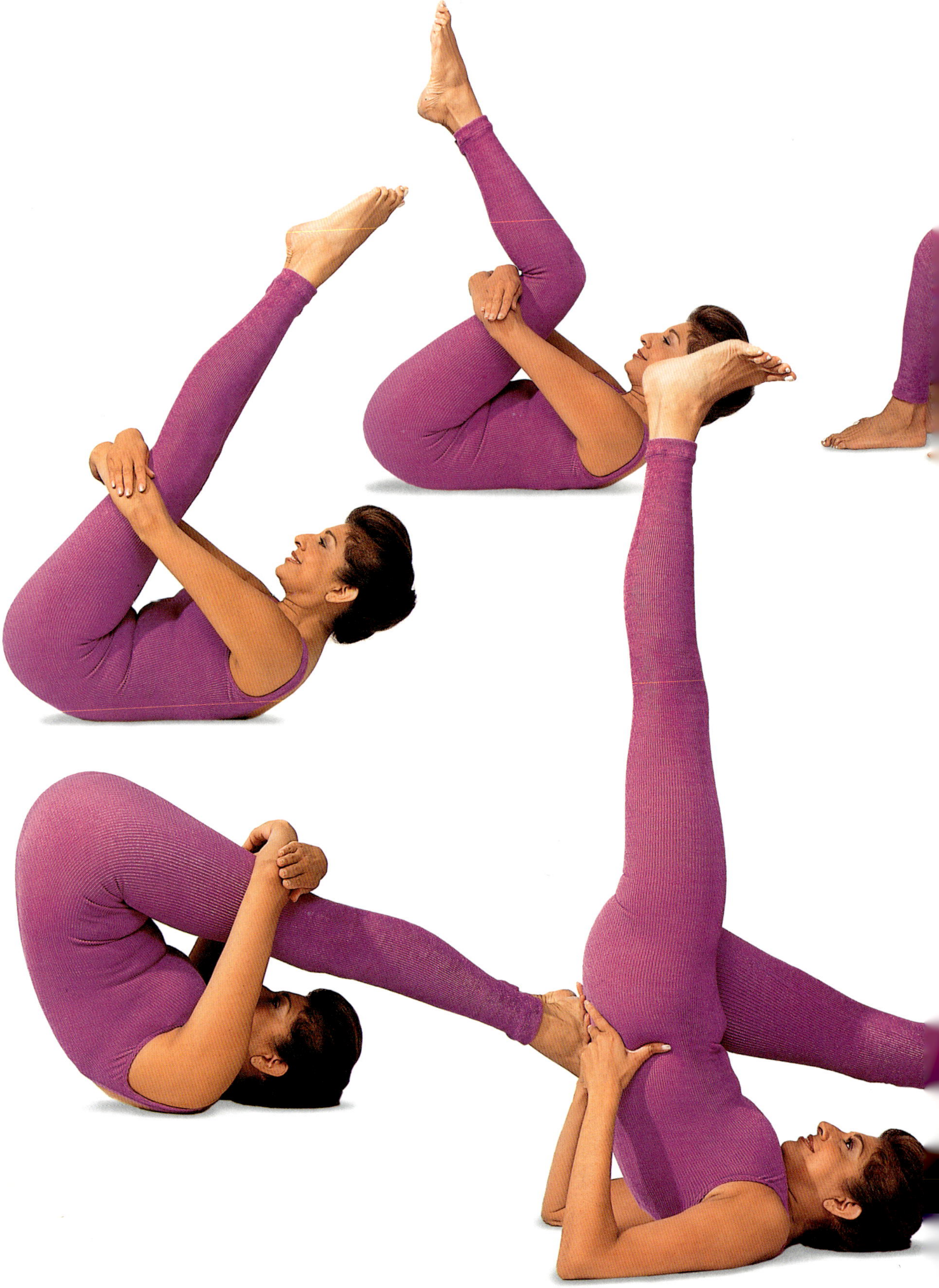

BAUCH
Hormone

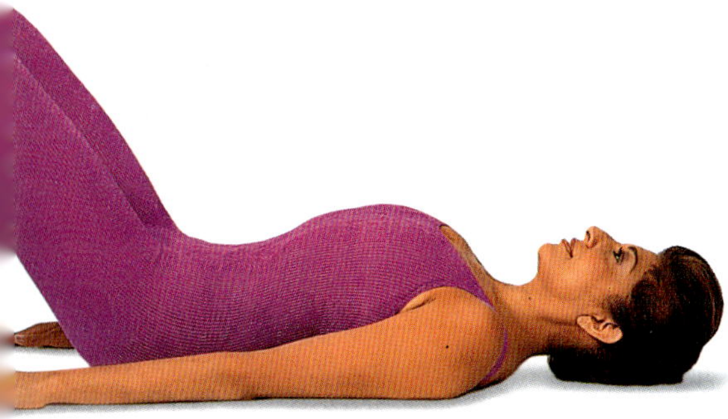

Es ist sehr wichtig, immer für einen ausgeglichenen Hormonhaushalt zu sorgen. Während der Pubertät, der Schwangerschaft und der Menopause verändert sich der Hormonhaushalt, was zu Stimmungsschwankungen führt. Das Prämenstruelle Syndrom tritt heutzutage aufgrund von Streß sehr häufig auf. Hormonbehandlungen helfen, haben aber sehr viele Nebenwirkungen, wogegen Yoga auf natürliche Weise das Ungleichgewicht aufhebt und den Hormonhaushalt stabilisiert. Nach der Yogalehre wird die Schilddrüse aktiviert, wenn man das Kinn auf die Brust drückt, und gleicht so den Stoffwechsel aus. Bei einer Schwangerschaft dürfen die Beine aber ab dem dritten Monat nicht hinter den Kopf gebracht werden, da sich die Position der Gebärmutter verändern könnte.

Legen Sie sich flach auf den Boden. Die Knie angewinkelt, die Füße auf dem Boden, die Arme an der Seite. ▸Einatmen, beide Knie mit den Ellbogen fassen und zur Brust hochnehmen. Ausatmen, den Kopf leicht vom Boden heben. Tief atmen, und 5 Sekunden halten. ▸Weiteratmen, beide Beine strecken, den Kopf noch höher heben. ▸Dann die Taille mit den Händen stützen und sanft nach hinten rollen, dabei die Beine hinter den Kopf bringen. Tief atmen, und 10–15 Sekunden halten. ▸Einatmen, die Zehen anwinkeln, und das linke Bein heben. Ausatmen, weiteratmen, und 10 Sekunden halten. Ein- und ausatmen, das linke Bein senken. Einatmen, das rechte Bein heben. Ausatmen, weiteratmen, und 10 Sekunden halten. Dann beide Knie zur Brust bringen und langsam in die Ausgangsposition rollen.

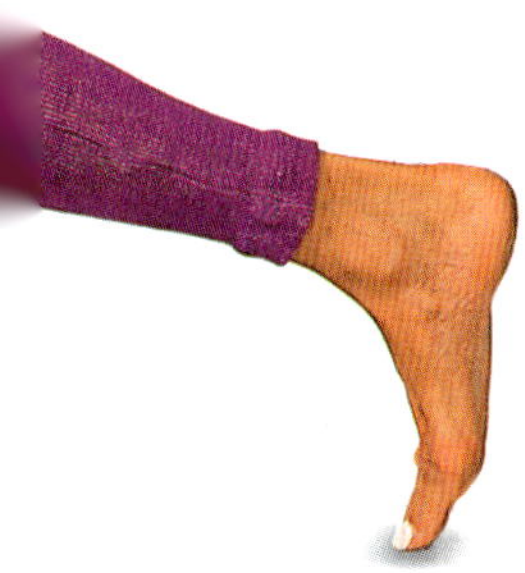

ATMUNG
Streß

Krankheiten wie Asthma und Bronchitis treten häufig auf, wenn Streßfaktoren das Atmungssystem beeinträchtigen. Wenn Sie sich bemühen, regelmäßig und tief zu atmen, wird die Atmung zu einem natürlichen Beruhigungsmittel. Die Vergrößerung der Lungenkapazität hilft außerdem, durch Atemprobleme entstandene Erschöpfung und Bluthochdruck zu beheben. Wenn Menschen ängstlich werden oder in Panik geraten, rast das Herz, die Atmung wird flach und laut, es kommt vor, daß sie nach Luft ringen. Mit dieser Übung lernen Sie, Spannungen zu lösen und die Atmung zu regulieren, damit der Streß auf ein tieferes Niveau reduziert werden kann. Es entsteht ein Gefühl der Harmonie und inneren Ruhe. Versuchen Sie jedesmal, wenn Sie diese Übung ausführen, noch tiefer zu atmen, damit die Lungen vollkommen gefüllt werden.

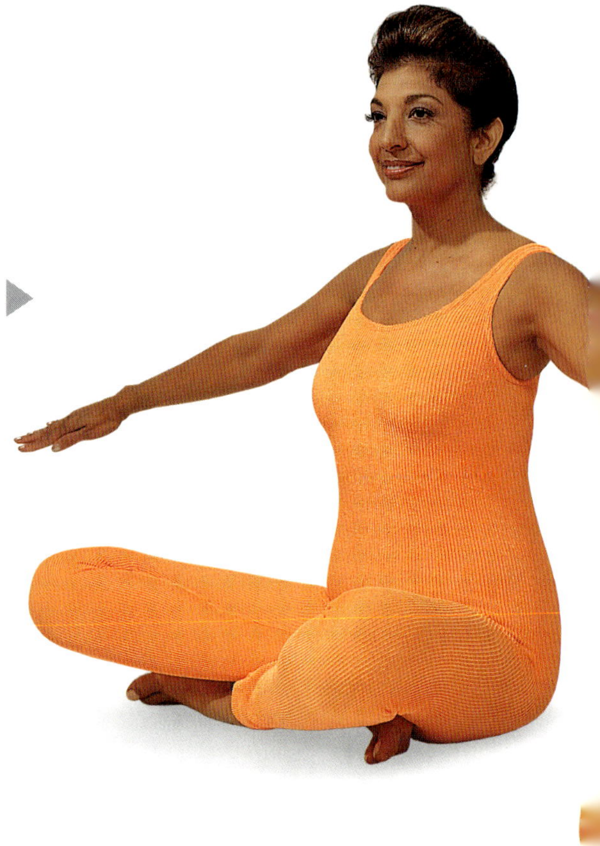

Setzen Sie sich mit gekreuzten Beinen bequem auf den Boden, oder setzen Sie sich aufrecht auf einen Stuhl, mit beiden Füßen fest auf dem Boden. Es ist wichtig, die Wirbelsäule aufrecht und den Kopf in einer Linie mit Nacken und Rücken zu halten. Auf den Bauchnabel konzentrieren, tief einatmen, und dabei die Arme langsam hochheben. Spüren Sie, wie die Atemluft die Lungen füllt. ▸Weiter einatmen, und die Arme ganz über den Kopf bringen, die Augen folgen der Bewegung. ▸Schließen Sie die Fingerspitzen, und dehnen Sie sich noch weiter. Ausatmen, den Kopf fallen lassen, und voller Energie die Hände wieder lösen. Wiederholen Sie diese Übung 5- bis 10mal.

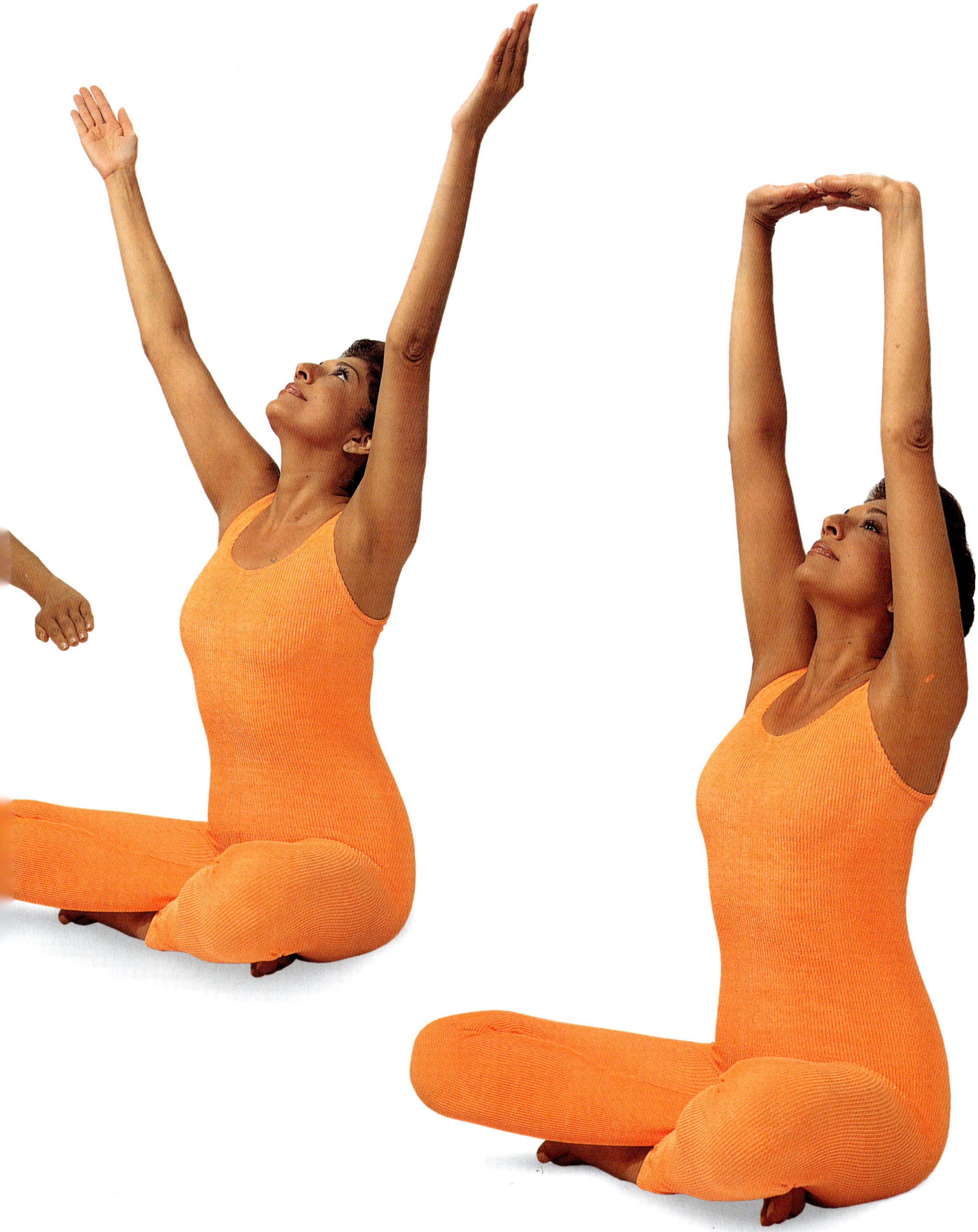

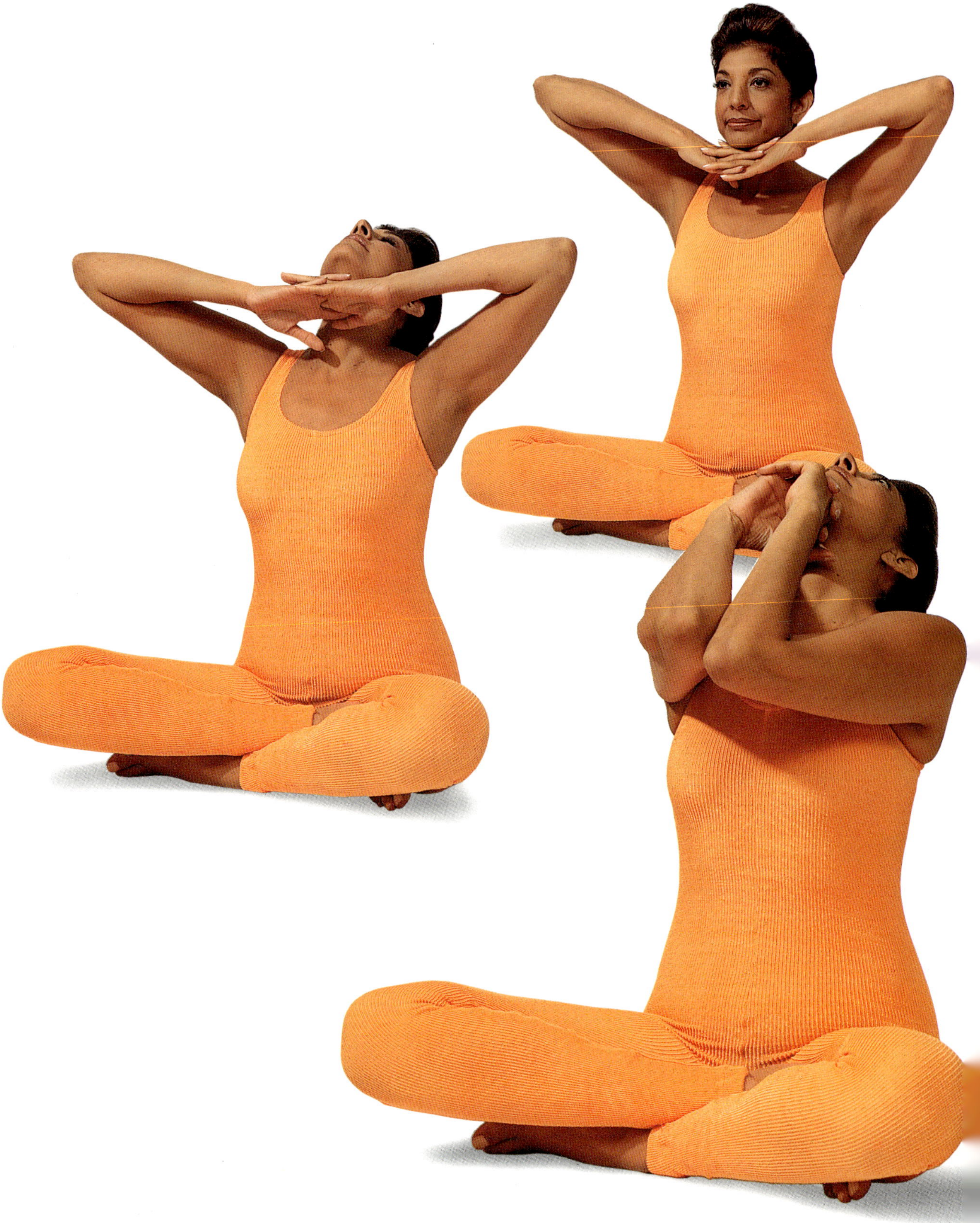

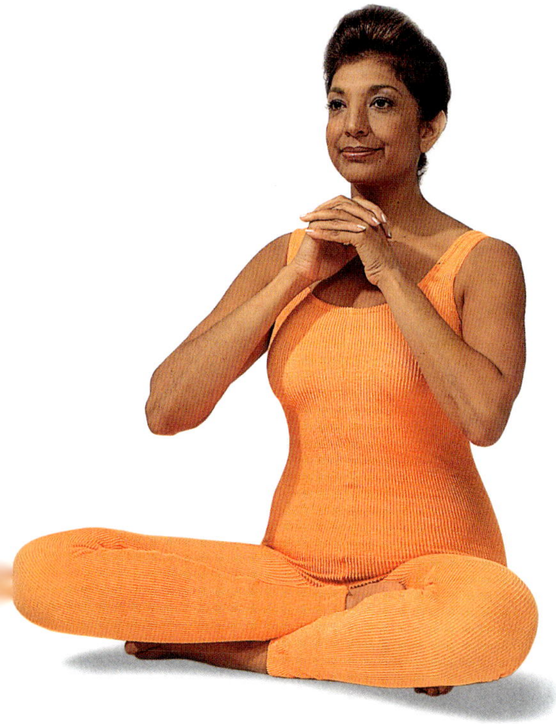

ATMUNG
Asthma

Bronchialasthma ist ein ernstzunehmendes Leiden. Man hat ganz plötzlich Probleme mit der Atmung, das Atmungssystem wird blokkiert, die Ausatmung fällt sehr schwer. Panik breitet sich aus, ein Engegefühl in der Brust entsteht, es kommt zu Hustenattacken und zu einem hörbaren Keuchen. Diese Atemübung beugt vor und lindert auftretende Asthmaanfälle. Asthma kann durch Allergien, Rauchen und Luftverschmutzung ausgelöst werden und steht oft in Verbindung mit Streß. Die Yogaatmung beruhigt das Nervensystem, gleicht ein emotionales Ungleichgewicht aus und schafft Harmonie im Körper.

Setzen sie sich aufrecht auf einen Stuhl oder mit gekreuzten Beinen auf den Boden. Verschränken Sie die Finger ineinander, und halten Sie sie unter das Kinn. Achten Sie darauf, das Kinn in einer natürlichen Haltung zum Nacken zu lassen. ▸Tief einatmen, und die Ellbogen so hoch wie möglich anheben. ▸Den Atem anhalten, den Kopf in den Nacken fallen lassen, und die Ellbogen auf der Ebene des Kinns halten. ▸Mit dem Kopf im Nacken stark ausatmen, und die Ellbogen zusammenbringen. Einatmen, zu Position 2 zurückkehren, und die Atemübung 10- bis 20mal wiederholen. Wenn Sie auf dem Boden sitzen, sollten Sie die Knie am Boden halten, um die Lungenkapazität zu erhöhen.

ATMUNG

Panik

Durch Entspannung und Kontrolle der Atmung kann man die Angst während einer Panikattacke reduzieren. Die Bronchialröhren bringen mehr Sauerstoff in die Lungen und geben Kohlendioxid ab. Kurz vor einer Attacke verengen sich die Muskeln an den Röhrenwänden, und der Atemfluß wird unterbrochen. Bei erhöhter Aktivität kann man sogar hören, daß mehr Atemluft benötigt wird, um die Aktivität aufrechtzuerhalten. Beim Ruhen und Schlafen andererseits verbraucht der Körper nur wenig Sauerstoff. Wenn Sie spüren, daß eine Attacke naht, versuchen Sie nicht daran zu denken und durch Zwerchfellatmung das Nervensystem zu beruhigen. Die Muskeln der Bronchialröhren entspannen sich, sobald Sie mehr Luft einatmen, und Sie selbst werden sich beruhigen, wenn Sie merken, daß Sie die Situation kontrollieren können.

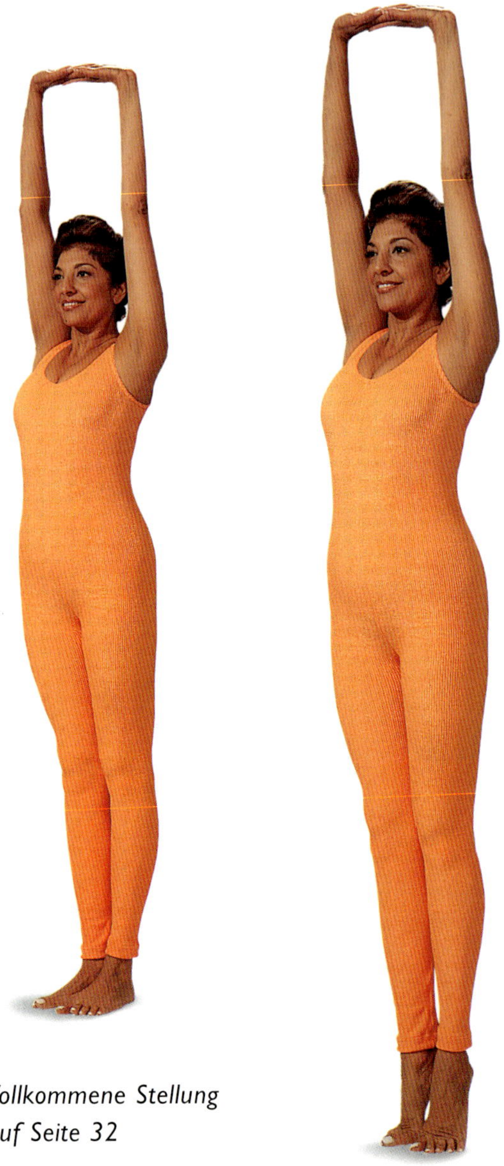

Vollkommene Stellung auf Seite 32

Nehmen Sie die vollkommene Stellung ein. Strecken Sie die Arme hoch über den Kopf, und verschränken Sie die Finger. Die Ellbogen sind gestreckt und nahe bei den Ohren. Drücken Sie die Schulterblätter nach unten. 5 Sekunden halten, normal weiteratmen. ▸Einatmen und auf die Zehen stellen. Tief atmen, und 5 Sekunden das Gleichgewicht halten. ▸Dann die Fersen noch höher heben und die Knie beugen. ▸Lassen Sie sich auf die Fersen fallen, und schieben Sie die Hüften nach hinten, als wollten Sie sich auf einen Stuhl setzen. Die Atmung wird automatisch tiefer werden. Halten Sie die Wirbelsäule dabei gerade und die Arme in einer Linie mit den Ohren. 20 Sekunden tief atmen und die Übung wiederholen.

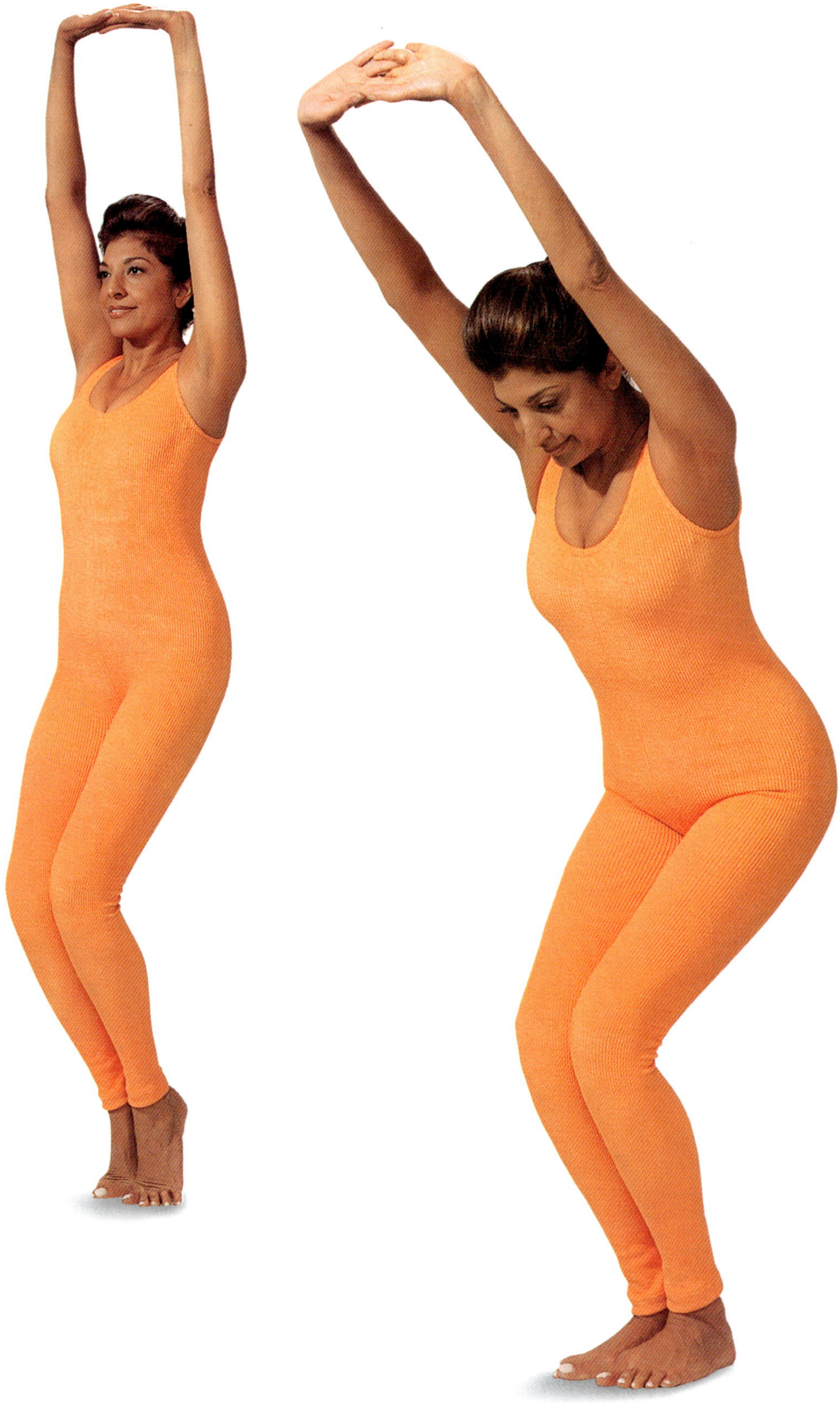

Stichwortverzeichnis

Originaltitel:
Yoga for Stress
Originalverlag:
Hamlyn, London, an imprint of Octopus Publishing Group Ltd.

Produktion der deutschen Ausgabe
Redaktionsbüro Kramer, Weißenfeld/München
Lektorat:
Rolf H. Kramer, Weißenfeld/München
Heike Kramer, Weißenfeld/München
Übersetzung:
Rita Penney, Yogalehrerin, Porto Azzurro, Elba, Italien
Satz und dtp:
Anja Kramer, Weißenfeld/München

Druck und Bindung:
Toppan Printing Co., (H.K.) Ltd.
Printed in China

ISBN: 3-576-11243-X

Wichtig

Bitte beachten Sie: Wir haben uns um korrekte Informationen bemüht. Aber dieses Buch kann und darf natürlich nicht den Rat oder die Behandlung eines Arztes oder Therapeuten ersetzen. Autor und Verlag müssen jede Verantwortung für Schäden oder Verletzungen ablehnen, die direkt oder indirekt durch die Anwendung der in diesem Buch dargestellten Übungen entstehen könnten.

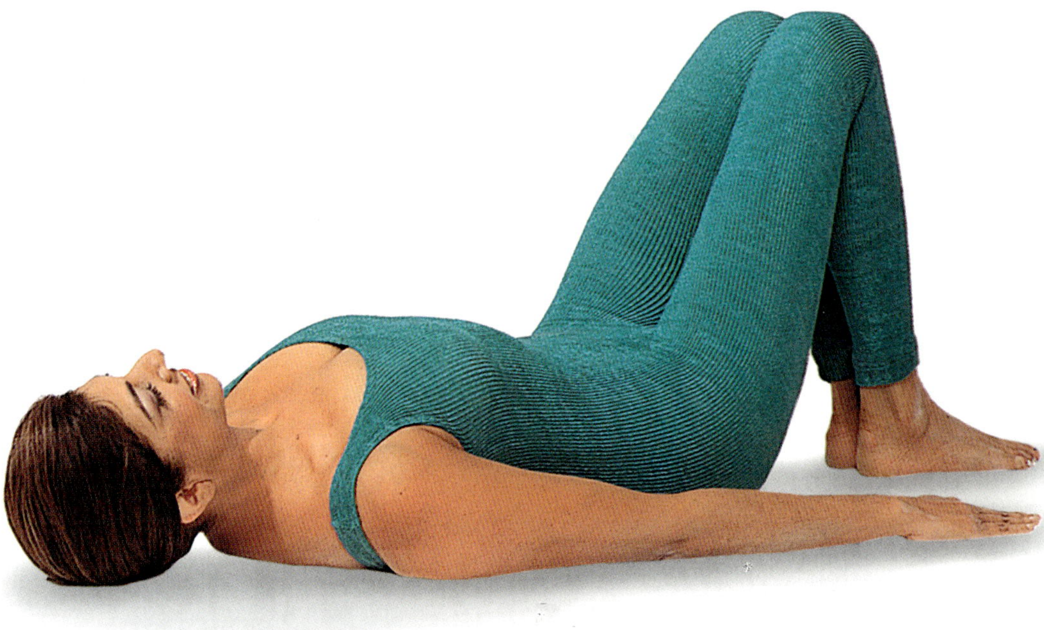